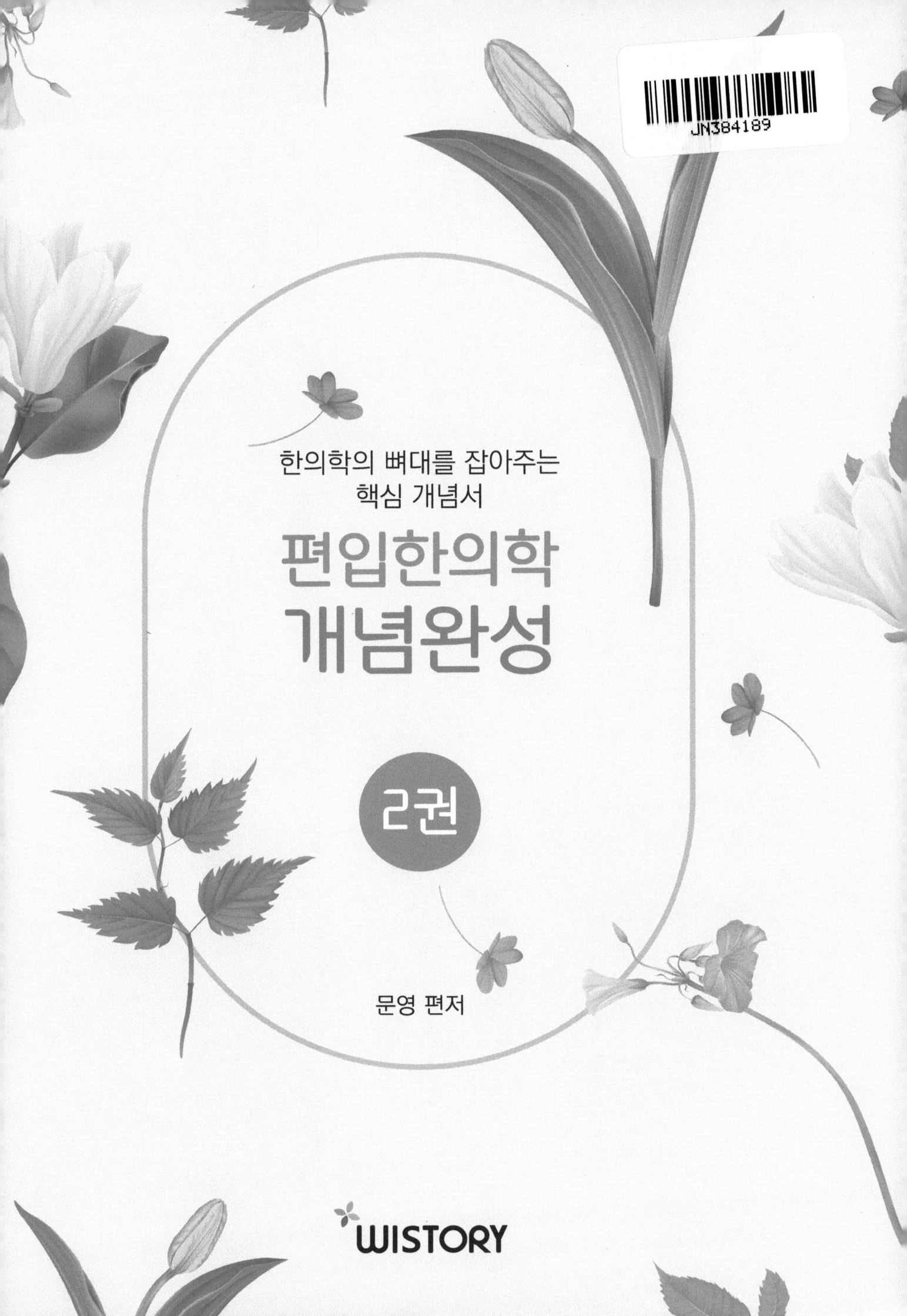

Chapter 05. 병인(病因)
1. 외감 육음 005
2. 내상 칠정 015
3. 속발성 병인 021

Chapter 06. 병기(病機)
1. 음양실조 027
2. 기·혈·진액실조 031
3. 내생오사병기 035

Chapter 07. 진단(診斷)
1. 팔강변증 043
2. 장부변증 049
3. 사진 067

Chapter 08. 치료(治療)
1. 치료원칙과 치법 085
2. 침구 091
3. 한약 095

[MEMO]

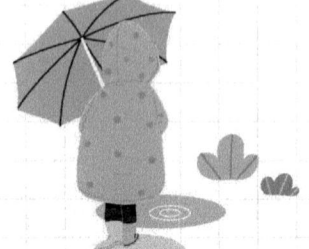

Chapter 05. 병인

01. 외감 육음

01. 외감육음(外感六淫)의 개념

1. **병인(病因, etiology)의 개념과 분류**

   (1) 병인의 개념
   ① 정의: 인체의 동적 평형 상태를 파괴하여 질병을 일으키는 원인 혹은 조건을 뜻한다.
   ② 발병 조건: 질병이 발생하기 위해서는 정기(正氣)가 허(虛)하거나, 사기(邪氣)가 실(實)해야 한다.

   (2) 병인의 분류
   ① 진무택(陳無擇)의 병인 분류, '삼인론(三因論)' - 역대의 분류학설 중 주류학설이다.
      ㉠ 외인(外因): 육음(六淫; 비정상적인 기후변화가 신체의 항상성을 붕괴하는 요인으로 작용하는 것)
      ㉡ 내인(內因): 칠정(七情; 인간의 7가지 감정이 극단적으로 변화하여 장부기혈에 악영향을 끼치는 것)
      ㉢ 불내외인(不內外因): 음식, 피로, 방사(房事), 타박(打撲), 낙상(落傷), 창상(創傷), 교상(咬傷) 등
   ② 허준(許浚)과 이제마(李濟馬)의 병인 분류
      ㉠ 허준: 음식상, 노권상, 방로상을 내인(內因)에 포함. 장부기능 실조로 발생하는 것을 내인으로 봤다.
      ㉡ 이제마: 체질에 따른 인체 내부 장기의 기능과 성격, 심리상태 등으로 인한 질병 발생을 강조했다.
   ③ 현대의 병인 분류 - 질병이 나타나는 선후(先後)관계에 따라 아래의 3가지로 나눈다.
      ㉠ 원발성(原發性, primary) 병인: 외감(六淫, 疫癘), 내상(情志傷, 勞倦傷, 飮食傷, 房勞傷)
      ㉡ 속발성(續發性, secondary) 병인: 어혈(瘀血, static blood), 담음(痰飮, fluid retention)
      ㉢ 기타 병인: 유전병, 외상(外傷), 충병(蟲病), 약사(藥邪, 약물 유발성 질환, drug-induced disease)

   (3) 병인들 사이의 상호관계
   ① 내외합발(內外合發)
      ㉠ 내(內)는 체내 환경을 의미하고, 외(外)는 병을 일으키는 사기(邪氣, 병원체)를 의미한다.
      ㉡ 사기가 정기를 이겨(勝) 발병하는 경우를 합발(合發)이라 하고, 인체 내외의 요소를 모두 중시한다.
      ㉢ 합발(合發)하여 발생하는 질병의 성질은 체질(내적 조건)에 따라 양상이 다르게 나타난다.
      ㉣ '내외합발'은 체내의 환경과 외부적 요인의 상황적 조건에 따라 병이 발생하는데, 나타나는 질병의 패턴이 체질에 따라 다르게 나타남을 강조한 단어로, 내적 조건을 중시하여 체질의학으로 발전했다.
   ② 상합(相合), 협잡(挾雜)
      ㉠ 서로 촉진하는 관계에 있는 두 가지 이상의 사기가 동시에 인체에 작용한 경우를 통칭한다.
      ㉡ 상합: 두 사기의 성질이 같거나 동등하게 조장하는 관계. ex) 알콜성 간경변의 복수: 濕 + 熱 상합
      ㉢ 협잡: 선행·주도적인 사기에 다른 요소가 섞여 본래 사기의 작용을 강화. ex) 비증: 風+寒+濕 협잡
   ③ 신구상박(新舊相搏)
      ㉠ 시간적으로 선후(先後)가 있는 두 가지 이상의 병인 간에 상호작용하여 병리 변화를 일으키는 것.
   ③ 내생담어(內生痰瘀)
      ㉠ 장부의 기능 장애로 인해 혹은 기·혈·진액(氣·血·津液)의 유통에 장애가 생겨 발생하는 부산물.
      ㉡ 담음은 수분대사 통로에 주로 발생하는 노폐물, 어혈은 혈관에 쌓여 배출되지 않는 노폐물로, 둘 다 속발성(2차성) 병인이다. 원인 질환이 있고 이에 의해 발생하는 부산물이며 '합병증'에 속한다.

2. 외감(外感) - 육음(六淫)의 개념과 특성
   ① 육기(六氣)의 개념
      ㉠ 동·식물의 생명 활동을 촉진하는, 적응이 가능한 수준의 정상적인 기후변화를 뜻한다. 계절의 변화를 풍(風)·한(寒)·서(暑)·습(濕)·조(燥)·화(火/熱)의 6가지로 나누어 인간에게 미치는 영향을 본다.
      ㉡ 건강결정요인(WHO)에는 생물학적 요인, 개인적 요인, 물리적 요인, 사회·경제적 요인이 있는데, 한의학에서는 기후변화와 이에 따른 생활환경(물리적 요인)이 신체에 주는 영향을 매우 중시한다.
   ② 육음(六淫)의 개념
      ㉠ 육기(六氣)의 기후변화가 지나쳐서 병을 일으키는 요인으로 작용하는 것을 말한다.
      ㉡ 계절의 기후변화가 동·식물의 적응 범위를 초과하여 생명체의 항상성을 해치는 경우이다.
      ㉢ 단순한 이상 기후가 아닌, 개체의 항상성 유지 능력을 벗어나게 만들어 발병시키는 인자다. (*체질)
   ③ 육음(六淫)의 특성
      ㉠ 자연환경의 변화이기에 계절성이 뚜렷하고, 지역에 따라 다른 특징(지역성)을 보인다.
      - 여름철에는 더위에 의한 온열질환이 많이 관찰된다. ex) 열탈진, 열사병, 열실신, 열경련, 냉방병
      - 가을철에는 건조함으로 인한 질병이 많이 관찰된다. ex) 호흡기질환, 안구건조증, 피부건조증
      ㉡ 협잡성(挾雜性)과 전화성(轉化性)을 보인다.
      - 협잡성: 둘 이상의 사기가 섞인 고온다습(熱+濕), 고온건조(熱+燥), 삭풍엄한(朔風嚴寒; 風+寒)
      - 전화성: 특정 성질의 사기를 감수했다고 하더라도, 체질에 따라 사기 본래의 성질이 변화하는 경우
      ㉢ 표리전변성(表裏轉變性)을 보인다. 육음은 밖에서 안으로, 표층(淺)에서 심층(深)으로 진행된다.
      - 피모(皮毛)나 구비(口鼻)를 통하여 들어오므로 육음은 반드시 밖에서 안으로 들어온다.
      - 피모 → 손맥 → 락맥 → 경맥 → 장위 → 오장의 순서로 표층에서 심층으로 병이 진행된다.
      ㉣ 상응성(相應性)을 보인다. 육기(六氣)와 오장(五臟)은 유사한 성질의 오행 속성을 공유하므로, 육기의 성질에 상응하는 인체의 오장에 병이 나타나기 쉽다.
      - 풍병(風病)은, 인체에서 풍(風)의 성향과 관련된 간(肝)에 먼저 병을 유발하는 경향을 보인다.
      - 습병(濕病)은, 인체에서 습(濕)의 성향과 관련된 비(脾)에 먼저 병을 유발하는 경향을 보인다.

3. 육음(六淫)과 내생오사(內生五邪)의 비교

	육음(六淫)	내생오사(內生五邪)
증상	증상은 유사하다.	
병인	외감(外感)	내상(內傷)
종류	風, 寒, 暑, 濕, 燥, 火(熱)	內風, 內寒, 內濕, 內燥, 內火
주요 병증	표증(表證), 실증(實證)이 많다. 밖에서부터 사기가 침입하므로.	리증(裏證)으로 나타난다. 양상은 虛/實/虛實挾雜으로 다양.

4. 외감 - 육음 - 풍(風)
   (1) 풍은 질병을 유발하는 원인이 되는 바람(風)을 의미하며, 양사(陽邪)이다.
   ① 양사(陽邪)는 다음의 의미를 내포한다.
      ㉠ 육음병사(六淫病邪) 중 풍(風), 서(暑), 조(燥), 화(火)의 4종 사기를 이르는 말이다.
      ㉡ 양사(陽邪)가 침범해 병이 발생하면 양열증후(陽熱症候)가 나타나 음액(陰液, 체액)을 상하게 한다.
   ② 풍사는 주요하게 아래와 같은 증상을 유발한다.
      ㉠ 풍사는 향상(向上)·향외(向外)하여 인체 상부(頭面), 기표(肌表), 사지(四肢)에 쉽게 나타난다.
      ㉡ 가벼워 위로 떠오르니 상부를 잘 침범하고(輕揚犯上), 기표를 느슨하게(疏散肌表) 한다.
      ㉢ 체표의 위기(衛氣)와 상박(相搏)하여 발열(發熱)하고, 동시에 땀이 나게 해 영음(營陰)을 상하게 한다.
      ㉣ 풍사는 오장 중 가장 상위에 위치한 폐(肺)를 잘 침범하므로 호흡기로 들어가면 기침(咳嗽)하게 한다.
      ㉤ 풍사가 피부로 침입하면 가려움증이 생기고, 혈맥에 들어가면 구안와사(안면신경마비)를 유발하고, 뇌로 들어가면 뇌졸중을 일으킨다. 풍사가 신체 각 조직에 계류(稽留)하면 기·혈·진액의 순환에 장애가 생긴다.

   (2) 병의 진행양상이 급격하고(發病急暴), 발병 부위가 옮겨 다닌다(病位不定).
   ① 풍사로 인한 증상은 전신에 두루 나타나므로 '선행(善行)'한다고 한다. 비고정적(非固定的)이다.
      ㉠ 관절염의 통증이 어깨에서 팔꿈치, 무릎으로 여기저기 돌아다니며 아픈 것을 '행비(行痺)'라고 한다.
      ㉡ 두드러기가 올라와 점점 부풀고, 국부에서 전신으로 넓게 퍼지는 변화를 보이는 것도 선행의 특징이다.
   ② 풍사로 인한 증상은 수시로 바뀌고, 바뀌는 속도도 매우 신속하므로 '삭변(數變)' 한다고 한다.
      ㉠ 피부에 금새 나타났다가 빠르게 사라지는 두드러기를 풍진(風疹)이라고 한다.
      ㉡ 가려움이 극심하다가도 몇 분 뒤에는 흔적도 없이 사라지는 등 증상이 극적인 변화를 보인다.

   (3) 풍은 외감병을 선도하는 백병지장(百病之長)의 역할을 한다. 다른 사기(寒, 熱, 濕, 痰)를 쉽게 동반한다.
   ① 풍은 한(寒), 열(熱), 습(濕), 담(痰) 등 다른 성질의 사기를 동요시켜(動蕩) 잘 결합한다. 풍한, 풍열, 풍습, 풍담 등과 같이 협잡(挾雜, mixed) 질병을 선도하기에 성질이 급폭하고, 맹렬하고, 급변하는 특징을 띤다.

   (4) 풍사로 인한 질환은 몸을 떨리게 하는데, 이를 '주동(主動)·동요지체(動搖肢體)' 한다고 한다.
   ① 갈대가 바람에 흔들리듯 몸의 흔들림, 사지의 떨림, 국부 근육의 떨림 등은 모두 풍사로 인한 질환이다.
      ㉠ 눈 주위 근육의 떨림, 종아리 근육경련과 같은 국부성 경련 및 전신 대발작은 모두 풍사로 인한 것이다.
      ㉡ 상기 특징을 개괄하여 '도(掉, 흔들림), 마(麻/痲, 저림), 추(抽, 당김), 경(痙, 경련)'이라 한다.
   ② 바람이 심하면 가지가 부러지고 꺾이는 것처럼, 풍사가 강력하면 마비감과 마목불인(痲木不仁)이 나타난다.
      ㉠ 근육경련이 심해 경련성 마비와 동통(疼痛, 쑤시고 아픈 것)을 동반하는 것은 풍사가 지나친 것이다.
      ㉡ 진전(振顫, 떨림), 추축(抽搐, 근육의 강직성 수축), 근척육순(筋惕肉瞤, 근육경련), 각궁반장(角弓反張, 몸이 뒤로 젖혀짐) 등의 증상을 보이는 파상풍의 경우도 풍사(風邪)의 침입으로 본다.

5. 외감 – 육음 – 한(寒)
   (1) 한은 병을 유발하는 추위 혹은 찬 기운을 의미한다. 음사(陰邪)에 속한다.
    ① 음사(陰邪)는 다음의 의미를 내포한다.
        ㉠ 육음병사(六淫病邪) 중 한(寒), 습(濕) 2종의 사기를 이르는 말이다.
        ㉡ 양기(陽氣)를 쉽게 상하여 온후(溫厚) 기능에 장애를 일으키고, 기화(氣化) 작용에도 장애를 일으킨다.
    ② 한사는 주요하게 아래와 같은 증상을 유발한다.
        ㉠ 한사는 인체의 양기를 빼앗으므로 냉증이 나타난다. 냉증은 기·혈·진액의 순환의 장애를 유발한다.
        ㉡ 한사는 체온을 낮추어 수족냉증, 허리와 무릎의 시림, 소변의 빈도와 양이 증가하게 한다.
        ㉢ 기·혈·진액의 순환이 되지 않으면 담음이나 어혈 등의 2차적 병리산물이 생길 수 있다.
        ㉣ 기·혈·진액의 순환이 되지 않으면 몸의 관절이 원활히 신축하지 못하고, 통증이 생긴다.
        ㉤ 한사는 근육을 수축하게 만들며, 모공 또한 위축시키므로 땀이 나오지 않게 된다.

   (2) 한사(寒邪)는 음사이므로 양기(陽氣)를 손상시켜 기·혈·진액의 순환을 장애시킨다.
    ① 양기가 상하면 신진대사를 추동하는 기화(氣化) 기능에 장애가 발생한다.
        ㉠ 기화 기능에 장애가 발생하면 기·혈·진액의 화생(化生)과 체내 노폐물 배설에 문제가 생긴다.
        ㉡ 통상적으로 수액대사에 장애가 발생하면 담음내정(痰飮內停), 소변불리(小便不利) 등의 증상이 나타난다.
    ② 양기가 상하면 체온을 생성하고 전신을 따뜻하게 유지하는 온후(溫厚), 운화(運化) 기능에 장애가 발생한다.
        ㉠ 한사가 체표에 있으면 오한(惡寒)·발열(發熱), 두통(頭痛), 기침, 맑은 콧물, 코막힘, 전신통 등이 보인다.
        ㉡ 한사가 체내에 있으면 비위양기(脾胃陽氣)를 상해 완복냉통(脘腹冷痛), 구토소식(嘔吐少食), 장명복사(腸鳴腹瀉)가 나타난다. 병이 진행되어 신양허(腎陽虛)에까지 이르면 수족냉증(手足冷症), 요슬산연(腰膝酸軟), 소변불리(小便不利), 이명(耳鳴), 유정(遺精) 등이 나타난다.

   (3) 기·혈·진액의 순환이 장애 되면 국부에 정체하게 되고, 정체된 것은 통증을 유발(凝滯爲痛)한다.
    ① 한사는 경맥(經脈)과 주리(腠理)를 폐색(閉塞)시켜 불통(不通)하게 한다. 통하지 않으면 필연적으로 아프게 되는데(不通則痛), 이처럼 통하지 않아 필연적으로 통증을 유발하는 것을 '통비(痛痺)'라고 한다.

   (4) 한사는 몸을 움츠러들고 수축하게 한다. 이를 '긴속기표(緊束肌表), 수인구급(收引拘急)'이라 한다.
    ① 체표에서 기모(肌毛)와 피부를 수렴시키므로, 주리(腠理)가 밀폐되어 무한(無汗), 오한(惡寒)이 나타난다.
    ② 체내에서 혈맥·근육을 수축시키는 작용이 있어 구급연축(拘急攣縮), 지체굴신불리(肢體屈伸不利)가 나타난다.
    ③ 생식기 주위 근맥(筋脈)을 수축(搐引)하는 작용으로 아랫배 당김(少腹搐引), 고환당김(睾丸搐引)이 나타난다.

   (5) 한사는 인체의 양기를 상하므로 특히 심양허(心陽虛), 비양허(脾,陽虛), 신양허(腎陽虛)를 유발할 수 있다.
    ① 심양허(心陽虛)하면 심의 추동, 흥분, 온후 등 양적기능이 감퇴된다. 혈행(血行)무력, 심계항진이 나타난다.
    ② 비양허(脾,陽虛)하면 운화(運化)·온후(溫煦)에 장애가 생겨 소화불량, 식욕부진, 설사, 팔다리에 힘이 없다.
    ③ 신양허(腎陽虛)하면 온운(溫運) 실조로 수액대사 장애가 생기므로 수종(水腫), 부종(浮腫), 담음이 나타난다.

6. 외감 - 육음 - 서(暑)

(1) 서사는 여름철 더위가 병을 일으키는 사기로 작용하는 것을 말한다. 양사(陽邪)이다.
  ① 서사의 특징은 아래와 같다.
    ㉠ 서(暑)는 여름의 주기(主氣)로 체내에서는 열기(熱氣)로 변화한다. 서(暑)는 온전히 계절적인 요인이다.
    ㉡ 하지일(夏至日)을 기준으로 하지 이전은 온병(溫病), 하지 이후는 서병(暑病)이라고 한다.
    ㉢ 여름철에 서사에 당하면 아래의 두 가지 양상으로 발전한다.
    - 장마철 우습(雨濕)한 뒤에 찜통더위(炎暑)에 당하면 습(濕)과 열(熱)이 합해져 '서습(暑濕)'이 된다.
    - 장마철(雨期)과 겹치지 않고 그저 찜통더위(炎暑)만 있었다면 단순히 열만 남은 '서열(暑熱)'이 된다.
    ㉣ 찜통더위는 기를 상한다(熱傷氣). 기가 상하면 기가 소모되므로(氣傷則氣消) 맥은 허맥(虛脈)이 뜬다.
    ㉤ 서사가 바로 체표로 침입하면 다른 사기와 달리 오한(惡寒)이 없거나, 나타나더라도 금새 사라진다. 몸 안과 밖의 열기가 상합하여(兩熱相合) 상쟁할 필요가 없기 때문이며, 오히려 열세(熱勢)가 급격히 증가하여 열증(熱證)이 나타나게 된다. 주요 증상은 신열(身熱), 오열(惡熱), 번조, 구갈, 대변비결, 소변단적 등.

(2) 염열(炎熱), 승산(昇散), 모기상진(耗氣傷津)과 같은 증후를 일으키는 외사(外邪)이다.
  ① 서사는 열을 위로 치밀게 하고, 바깥으로 흩어버리는 염열(炎熱)한 성질이 있으므로 주리를 열어 땀이 많이 나도록 한다. 고열(高熱), 한출과다(汗出過多), 번갈(煩渴), 현훈(眩暈), 설태황조(舌苔黃燥) 등이 나타난다.
  ② 승산(昇散)은 상승하여 발산한다는 뜻으로, 서사는 승산하기 때문에 주리를 개설(開泄)시켜 땀을 내보낸다. 지나치게 땀을 많이 흘리면 기(氣)가 소모되어 기력이 없고 피곤해지며, 심하면 갑자기 졸도할 수 있다.

(3) 서사는 계절적 요인이므로 대개 습(濕)과 함께 서습증(暑濕證)으로 잘 나타난다.
  ① 서사의 염열(炎熱)한 성질로 인해 발열(發熱)·번갈(煩渴)이 나타나면서, 습(濕)으로 인해 사지곤권(四肢困倦), 서습흉민구오(暑濕胸悶嘔惡), 식욕부진(食慾不振), 대변당설(大便溏泄), 설태후니(舌苔厚膩), 맥유삭(脈濡數) 등의 증상이 나타난다.

7. 외감 - 육음 - 습(濕)

(1) 습사는 습(濕)이 병을 일으키는 원인이 된 것으로 음사(陰邪)이다. 한사와 마찬가지로 음사는 양기(陽氣)를 손상시키고 기·혈·진액의 순환을 저해한다. 습사는 대개 아래와 같은 양상으로 나타난다.
  ① 습사가 체표에 있으면 피부감각을 둔하게 하여 저리게 하고, 관절의 굴신(屈伸)을 둔하게 하여 신경통을 유발한다. 따라서 피부병과 관절염은 습사가 유발한 질병으로 볼 수 있고, 이를 '착비(着痺/著痹/濕痺)'라 한다.
  ② 습사가 머리에 있으면 두중여과(頭重如裹), 중초에 있으면 속쓰림과 복부팽만 등의 위장장애가 나타난다.

(2) 습사는 중착예탁(重着穢濁), 점체미만(粘滯彌滿), 이알기기(易遏氣機)와 같은 증후를 일으키는 외사이다.
  ① 습(濕)은 물의 한 형태로, 질량이 있다. 습이 피부에 있으면 신체나 수족이 무겁고, 눈곱과 대하(질 분비물) 등 분비물의 상태가 탁하고 더러운 특징을 띤다. 또 수분이 소변으로 잘 배설되지 못하면 몸이 붓고 무겁다.
  ② 습사는 무겁고, 탁하고, 점성이 있고, 이러한 성질 때문에 아래로 흐른다. '습성추하(濕性追下)'라 한다.

(3) 습성추하(濕性追下)의 특징 때문에, 습사의 침입은 인체 하부의 증상으로 많이 나타난다.
① 습은 아래로 향하므로 하지와 음부에 증상이 많이 나타난다. 이는 하체의 순환이 정체됨을 의미하므로 하지 부종과 중체감(重體感, 무거움) 뿐만 아니라 피부마목, 관절동통, 요배산초(腰背痠楚) 등의 증상을 동반한다.
② 인체 하부에는 생식기와 항문이 있으므로, 이를 통해 배출되는 대소변의 형질에도 변화가 있다. 임탁(淋濁, 혼탁뇨), 설리(泄痢, 대소변을 참지 못하고 지리는 것), 대하(帶下, 냉), 잔뇨감, 항문작열감 등이 나타난다.

(4) 습사는 주로 비양(脾陽)의 운화작용을 저해한다. 운화작용이 장애 받으면 아래와 같은 증상이 나타난다.
① 운화작용은 운화정미와 운화수습 두 가지로 나누어 볼 수 있는데, 여기서는 운화수습에 문제가 생긴 상황을 말한다. 몸의 체액순환에 장애가 생겨 습탁내생(濕濁內生)하게 된다.
② 이를 습사곤비(濕邪困脾)라 하고, 수종(水腫), 설사(泄瀉), 복수(腹水), 담음(痰飮) 등의 증상이 나타난다.

※ 현대의학에서 습사(濕邪)의 의미
(1) 습사로 인한 질병은 현대의학적으로 쉽게 낫지 않는 만성질환에 해당된다.
① 피부에서는 주로 발진, 수포 또는 진물이 나고 가려움이 심한 증상으로 나타난다.
② 관절염과 관련이 깊다. 습으로 인한 관절염은 습비(濕痺) 또는 착비(着痺)라고 하는데, 관절 부위의 시큰거리는 통증과 함께 붓는 증상이 지속되고, 무거움을 동반하는 것이 특징이다. 무릎에 물이 차는 '활액막염' 또한 습으로 인한 질병으로 본다.

(2) 소화기(消化器)는 습기에 약해 소화관 내 습담이 울체되면 소화기능 저하와 소화장애를 유발한다.
① 상부 소화기 질환과 관련이 깊다. 비위의 운화작용 실조로 식욕부진, 복창만, 애기(噯氣, 트림)가 나타난다.
② 하부 소화기 질환과 관련이 깊다. 소장과 대장의 문제로 인한 이질, 혈변 등 설사가 주 증상으로 나타난다.

※ 비증(痺證)을 일으키는 외감(外感) 병인 3가지
① 비(痺)는 기혈(氣血)순환이 장애받아 저리거나 통증이 있는 것이다. 한의학에서는 비증을 4가지로 구분한다.
② 관절염 증상의 특징에 따라 행비(行痺), 통비(痛痺), 착비(着痺), 열비(熱痺)로 나눌 수 있다.
  ㉠ 풍(風)으로 인한 관절염은 행비(行痺)라고 한다. 통증이 관절 여기저기로 돌아다니는 특징이 있으며, 비교적 작은 관절 부위에 흔히 발생한다.
  ㉡ 한(寒)으로 인한 관절염은 통비(痛痺)라고 한다. 심한 통증이 특징이며, 돌아다니지는 않는다. 관절을 차게 하면 통증이 심해지고, 따뜻하게 하면 감소 되며, 맑은 날에는 증상이 경미하고 흐린 날에는 심하다.
  ㉢ 습(濕)으로 인한 관절염은 착비(着痺)라고 한다. 통증과 함께 관절이 붓거나 몸이 무거운 것이 특징이다. 관절 주위의 감각이 둔해지기도 한다.
  ㉣ 열독(熱毒)으로 인한 관절염은 열비(熱痺)라고 한다. 관절이 벌겋게 붓고, 달아오르면서 통증이 있으며, 전신열과 갈증 및 가슴이 답답한 증상을 동반한다.

8. 외감 - 육음 - 조(燥)

(1) 조사는 진액휴손(津液虧損)하므로, 표층(表層)에 있으면 피부건조(皮膚乾燥), 점막건삽(粘膜乾澁)하게 만든다.
① 피부의 주요한 기능은 외부 유해 요인(자외선, 먼지, 세균 등)으로부터 우리 몸을 보호하는 생화학적 보호장벽을 구성하고, 땀구멍을 적절히 수축하고 이완하여 땀 배출로 인한 체액의 소모를 막는 것이다.
  ㉠ 피부나 점액 막(점막 표피)은 얇기 때문에 건조함에 취약하고, 건조함으로 인해 감염에 취약하게 된다.
  ㉡ 피부가 건조하면 주로 피부가 하얗게 일어나고, 울긋불긋하며 가려움이 있고, 심할 경우 갈라진다.
② 체내에 수분이 부족하면 호흡기 점막을 비롯한 다양한 조직과 기관의 건조증을 유발할 수 있다.
  ㉠ 코 점막이 건조한 비강건조증은 코가 당기거나 따갑고, 코딱지가 많이 생기거나, 코피가 날 수 있다.
  ㉡ 입안 점막이 건조한 구강건조증은 입안이 마르고 궤양이 자주 나타나며 감염으로 인한 염증이 나타난다.
  ㉢ 눈 점막이 건조한 안구건조증은 눈이 시리고, 눈부심, 눈의 피로감, 이물감 및 건조감을 느낄 수 있다.

(2) 조사는 음(陰)·혈(血)을 손상하므로 체내에서 폐음(肺陰), 위음(胃陰), 간혈(肝陰), 신음(腎陰) 등을 손상한다.
① 폐는 늘 공기와 접촉하므로 건조해지기 쉽다. 따라서 건조함은 폐음(肺陰), 폐진(肺津)을 손상한다.
  ㉠ 폐조증(肺燥證)의 주요 증상은 건해(乾咳), 객혈(喀血), 비인건조(鼻咽乾燥), 인후동통(咽喉疼痛) 등이다.
  ㉡ 폐조(肺燥)로 인해 대장(大腸)이 막혀 잘 통하지 않게 되는 증상을 폐조장폐증(肺燥腸閉證)이라 한다.
② 위는 음액(陰液)이 충분해야 음식물의 수납과 부숙을 할 수 있는데, 조사는 위음(胃音)을 상하게 한다.
  ㉠ 위음허(胃陰虛)는 식욕부진(食慾不振), 식소(食少), 위완동통(胃脘疼痛), 건구(乾嘔) 등이 주 증상이다.
  ㉡ 위음허(胃陰虛)는 표리관계인 비(脾)에도 음허(陰虛)를 유발하여 함께 비위음허(脾胃陰虛) 할 수 있다.
③ 간은 음적인 혈(血)을 저장하는 장기이므로, 전반적인 체액의 부족은 간혈(肝血)의 부족을 야기할 수 있다.
  ㉠ 간을 혈을 저장하는 것을 주재하는데 혈(血)은 음(陰)에 속하므로, 간음허(肝陰虛)·간혈허(肝血虛)는 대개 유사한 증상들을 공유한다. 간음허는 허열(虛熱), 간혈허는 불면, 다몽, 불안, 월경불순 등이 특징적이다.
  ㉡ 간음허는 체질에 따라 간혈허 혹은 신음허로 발전할 수 있고, 또 간양상항(肝陽上亢)을 유발할 수 있다.
④ 신은 온몸의 수액(水液)을 주관하는 장기로, 정(精)을 간직하고 체액을 조절하는 음적인 기능을 총괄한다. 신음(腎陰)은 심음(心陰), 간음(肝陰), 폐음(肺陰), 위음(胃陰)을 자양하는 역할을 한다. ("비음허는 전신음허)
  ㉠ 신음(腎陰)은 신정(腎精)을 포함한 개념으로, 신음허(腎陰虛)와 신정부족(腎精不足) 모두 일부 공통 증상을 공유한다. 신음허는 두훈이명(頭暈耳鳴), 구건인통(口乾咽痛), 오심번열(五心煩熱), 양관조홍(兩顴潮紅) 등 허열이 위로 뜨는 증상 위주로 나타나고, 신정부족은 여기에 더해 유정조설(遺精早泄), 요산피핍(腰痠疲乏) 등 인체의 생장·발육·생식에 대한 촉진 작용이 감약(減弱)되는 증상이 더해진다. 즉, 신정(腎精)이 자양(滋養)하는 골(骨)·수(髓)·발(髮)·치(齒) 등의 기능이 감약(減弱)되어 나타나는 증상들이 더해진다.
  ㉡ 신음(腎陰)이 부족하면 신양(腎陽)이 상대적으로 성해지고, 심할 경우 상화(相火)가 망동(妄動)하게 된다. 두통(頭痛), 현기증(眩暈), 이명(耳鳴), 난청(難聽), 유정(遺精), 성욕항진(性慾亢進), 조루(早漏), 번조이노(煩躁易怒), 양관조홍(兩顴潮紅) 등의 증상이 나타날 수 있다. 명문지화(命門之火)가 왕성한 것을 뜻한다.

(3) 조사는 주로 폐신음허(肺腎陰虛)를 유발하고, 간혈모손(肝血耗損)으로 인해 풍(風)을 유발할 수 있다.
① 조사는 폐·대장의 진액을 손상시켜 신음허에 이르게 하고, 풍조상통(風燥相通)하니 肝病에도 영향을 미친다.

9. 외감 – 육음 – 화(火)

(1) 온(溫)·열(熱)·서(暑) 등의 병사(病邪)와 같은 양사(陽邪)이나, 열의 속성이 가장 심한 사기(邪氣)이다.
 ① 열사(熱邪)를 감수한 정도에 따라 온사(溫邪)와 열사(熱邪)로 나눈다. 계절성을 띠는 것은 서사(暑邪)다.
  ㉠ 열성 사기가 경미한 것은 온사(溫邪), 엄중한 것은 열사(熱邪)라고 한다. *온위열지점(溫爲熱之漸)
  ㉡ 화(火)는 열이 국부적으로 집중된 것이다. *열극화화(熱極化火), 화위열지극(火爲熱之極)

(2) 화성(火性)은 열성(熱盛)하여 염상(炎上)하므로 쉽게 심신(心神)을 요란하게 한다.
 ① 화성(火性)은 상충성(上衝性)이 있으므로 주로 신체의 두면부(頭面部)에 열상(熱象)으로 나타난다.
  ㉠ 화가 불길처럼 위로 떠올라 머리가 어지럽고, 얼굴이 붉어지고, 눈이 충혈되고, 입이 쓰고, 심하면 토혈(吐血)할 수 있다. 두창통(頭脹痛), 면홍목적(面紅目赤), 이열구건(耳熱口乾), 설강(舌絳) 등이 나타난다.
  ㉡ 한의학에서 화사(火邪)로 인해 발생하는 화병(火病)은 간화(肝火), 심화(心)와 밀접하게 연관된다.
 ② 열이 심화(心火)를 조장하여, 심장에 담겨있는 신(神)이 영향을 받아 정신질환이 나타날 수 있다.
  ㉠ 화(火)는 우리 몸의 열성 장기인 심(心)에 열기를 더해 심화(心火)를 증폭시키는데, 심장은 신(神)을 장(藏)하는 장기이므로, 심화가 지나치면 심장에서 발현되는 신(神)이 불안정하게 된다.
  ㉡ 번조(煩燥), 불안(不安), 이노(易怒), 불면(不眠), 광란(狂亂), 섬어(譫語, 헛소리) 등의 증상이 나타난다. 간헐적 폭발 장애, 주요 우울장애, 양극성 장애 등의 정신질환은 한방에서 화사(火邪)와 관계가 깊다.

(3) 열성(熱性)은 진액을 상하고, 진액에는 기(氣)가 실려있으므로, 화사는 쉽게 모진상기(耗津傷氣)한다.
 ① 지나치게 왕성한 화를 장화(壯火)라고 한다. 장화(壯火)는 인체의 정기(正氣)를 모손(耗損) 시킨다. 이것을 〈素問·陰陽應象大論〉에서는 "장화식기(壯火食氣), 장화산기(壯火散氣)"라고 했다.
 ② 우리 몸의 정상적인 생리 활동을 유지하는데 필요한 양기(陽氣)를 "소화(少火)"라고 한다. 우리 신체 조직을 원활히 기능하도록 하는, 생기(生氣)가 있는 화(火)를 지칭한다. 장화(壯火)는 반대의 의미이다.
 ③ 열이 진액을 훈증하여 땀 배출이 많아지면, 실려있던 기(氣) 또한 따라 나가니 기와 진액이 모두 손상된다.

(4) 화사(火邪)는 쉽게 풍(風)을 일으키고, 동혈(動血)할 수 있다.
 ① 뜨거운 공기는 상승기류를 만든다. 즉, 화사가 왕성해지면 자연스레 염상하면서 바람을 일으키는데, 이러한 상승기류는 기(氣)가 역동(逆動)하게 하여, 승발(承發)을 주로 하는 간기(肝氣)에 힘을 더하게 된다.
 ② 간기의 승발이 태과하면 간양(肝陽), 간화(肝火)가 지나쳐 간풍(肝風)을 일으키게 된다. 고열(高熱)과 함께 사지추축(四肢抽搐, 팔다리 근육경련), 양목상시(兩目上視), 경항강직(頸項强直), 후궁반장(後弓反張) 등 근맥의 운동기능 이상 증상을 나타낸다. 이를 열극생풍(熱極生風)이라 한다.
 ③ 화사(火邪)가 동혈(動血) 하는 것을 화이동혈(火易動血)이라 하는데, 이것은 혈에 열기가 극심하면 혈관을 상하게 하고, 혈의 운동성을 지나치게 증폭시키므로 출혈(出血)이나 발진(發疹, rash)을 일으키는 것이다.

(5) 화사(火邪)가 극심해져 신체 조직을 상하면 열독(熱毒)으로 변해 창양(瘡瘍)이 많이 생긴다.
 ① 염증반응이 심한 상태를 '열독(熱毒)'이라 한다. 열이 쌓여 독이 되었다는 의미다. (*염증치료: 청열해독제)

[MEMO]

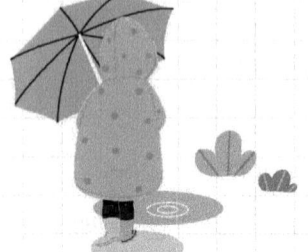

Chapter 05. 병인

02. 내상 칠정

02. 내상(內傷) 칠정(七精)

1. 내상칠정(內傷七情)의 개념과 특징

(1) 내상칠정의 개념

① 정의: '내상(內傷)'은 내부에서 발생한 발병인자를 뜻하고, '칠정'은 사람의 기본적인 7가지 감정을 뜻한다. 내상칠정은 이러한 7가지 감정의 과도한 변화가 내장기관에 직접적인 영향을 주어 질병을 발생시킨 것이다.

② 내상(內傷, internal damage) 병인에는 정지상(情志傷), 노일상(勞逸傷), 음식상(飮食傷) 등이 있는데 학자마다 이에 대한 의견이 조금씩 다르다. 내상 병인 중 가장 비중 있게 다루는 것이 칠정치병(七情致病)이다.

(2) 칠정(七情)이 일으키는 질병(이하 "七情致病")의 특징

① 칠정은 오장(五臟)에서 생성되는데, 칠정변화가 지나치면 기기(氣機)가 장애 되어 오장을 직접 손상한다.

  ㉠ 칠정변화는 갑작스런 정서변화를 의미한다. 과격하고 극렬한 정서자극은 인체의 기기(氣機)를 문란해지게 하고, 결국 기혈(氣血) 순환 장애를 일으킨다.

  ㉡ 기혈(氣血) 순환 장애는 곧 기혈을 바탕으로 생리활동을 하는 오장(五臟)에도 직접적인 영향을 끼친다.

  ㉢ 즉, 급작스런 정서변화 → 기의 운동 교란 → 기혈 순환에 장애 → 오장을 직접적으로 상(傷)하게 된다.

② 서양의학(西洋醫學)에서는 스트레스성 질환인 '심신증(心身症, psychosomatic)'으로 설명한다.

  ㉠ 심신증(心身症)은 불안과 같은 심리적인 증상이 곧 신체적 반응으로 나타나는 현상을 지칭하는데, 이는 인체 조직·기관의 생리적 기능에 아무 문제가 없더라도 불안이나 두려움, 공포, 슬픔, 분노 등의 부정적인 정서가 신체 증상으로 표출되는 질환이다.

  ㉡ 심신증(心身症)은 물리적 질병이 없음에도 불구하고 신체적 불편함이나 기능 이상을 호소하는 경우이다. 한방에서는 심신일원론(心身一元論)을 근거로 질병을 진단하므로, 감정 기복과 스트레스가 내장의 생리기능에 영향을 미치는 스트레스성 질환 치료에 강점을 갖는다.

  ㉢ 원인을 모르는 두통, 원인 모를 전신통증(섬유근육통), 과민성 대장 증후군, 기능성 호흡곤란, 만성피로, 비궤양성 소화불량(기능성 소화불량),등은 의학적으로 신체 기관에 전혀 문제가 없지만, 정신적인 문제만으로 통증이나 불편감을 호소하는 신체화장애(身體化障礙, somatization disorder) 질환이다.

③ 심(心)은 오장육부의 군주이므로, 모든 감정변화는 먼저 심신(心神)을 격동시켜 불안정하게 한다.

  ㉠ 오장별로 노(怒), 희(喜), 사(思), 우(憂)·비(悲), 공(恐)·경(驚) 7가지의 감정이 각각 소속되어 있으나, 모든 감정은 심(心)에서 나온다. 따라서 지나친 감정변화는 해당 장기뿐만 아니라 심도 함께 상한다.

  ㉡ 칠기(七氣)는 칠정 변화로 인한 정지상(情志傷)이며 기기운행에 변동을 초래하는 기병(氣病)에 속한다.

④ 정지상(情志傷)의 임상 양상을 개괄하면 아래와 같다. (*편입한의학 1권 32.p 참고)

  ㉠ 노(怒)가 지나치면 주로 간기울결, 횡역 및 간양상항과 관련되고 폐위기(肺胃氣)의 하강 운동을 저해한다.

  ㉡ 희(喜)가 지나치면 심장의 신(神)이 흩어지니 집중력부족, 주의력결핍 등의 비정상적 정신상태를 보인다.

  ㉢ 사(思)가 지나치면 과하게 고민이 많아 기가 한 곳에 맺혀 소화불량, 음혈부족, 심신피로 증상을 보인다.

  ㉣ 우(憂)가 지나치면 기운이 침체되어 전신이 피로하고, 스트레스로 인해 체력이 저하되며 의욕이 없다.

  ㉤ 비(悲)가 지나치면 슬픔으로 인해 호흡에 문제가 생기고 폐기가 소산(消散)되어 기운이 부족해진다.

  ㉥ 공(恐)이 지나치면 신기(腎氣)가 하함(下陷)하여 대소변실금, 설사, 유정 등 새는 증상으로 나타난다.

  ㉦ 경(驚)이 지나치면 갑자기 너무 놀라서 정신을 차릴 수 없어 가슴 두근거림, 불안 등의 증상이 나타난다.

(3) 칠정치병(七情致病) 혹은 칠기(七氣)의 내용
① 칠기(七氣): 칠정(七情, 인간 본연의 7가지 감정)으로 기(氣)가 손상된 병증을 통칭한다. 칠정의 감정변화가 지나치면 장부 기혈에 영향을 주어 병을 일으킬 수 있다. 반대로 내장 기관에 병이 생겨 정서 활동이 영향을 받는 경우도 있다.《直指》

　㉠ 노(怒, 성내는 것): 怒則氣上
　: 분노하면 기운이 위로 향한다. 화를 내면 氣가 위로 향하면서 血도 따라 두면부로 상행하니 머리가 아프고 눈이 충혈되며 얼굴이 벌겋게 달아오르는 등의 증상이 나타난다. 하기(下氣)하여 치료한다.
　- 陽氣者 大怒則形氣絶而血菀於上 使人薄厥 〈素問·生氣通天論〉
　- 怒則氣逆 甚則嘔血及飱泄 故氣上矣 〈素問·擧痛論〉

　㉡ 희(喜, 기뻐하는 것): 喜則氣緩
　: 지나치게 편하고 여유로우면 게을러진다는 말과 유사하다. 몸과 마음이 여유로워 나태해져도 氣의 운동이 해이해져 오히려 병이 잘 생긴다. 수렴(收斂)하여 치료한다.
　- 喜則氣和志達 榮衛通利 故氣緩矣 〈素問·擧痛論〉
　- 喜樂者 神憚散而不藏 〈靈樞·本神〉

　㉢ 사(思, 근심하는 것): 思則氣結
　: 생각이 과하면 氣 또한 집중되니 기운이 한 곳에 맺힌다. '결자산지(結者散之)' 하여 치료한다.
　- 思則心有所存 神有所歸 正氣留而不行 故氣結矣 〈素問·擧痛論〉

　㉣ 우(憂, 우울해 하는 것): 憂則氣沈
　: 우울과 걱정이 지나치면 기(氣)가 침울(沈鬱)해지고, 시들고, 처지게 된다. 희심(喜心)하여 치료한다.
　- 又若憂鬱病者, 則全屬大虛, 本無邪實. 此多以衣食之累, 利害之牽, 及悲憂驚恐而致鬱者, 總皆受鬱之類.
　　(憂鬱의 경우는 전적으로 大虛에 屬하니 본래 邪實은 없다. 이는 대부분 먹고사는 시달림, 이해의 얽매임 및 悲憂驚恐 때문에 초래된 鬱이니, 결국 모두 受鬱의 종류이다.) 〈景岳全書〉

　㉤ 비(悲, 슬퍼하는 것): 悲則氣消
　: 슬퍼하고 낙심하면 기운이 빠진다. 얼음이 녹아내리듯 축 늘어지게 된다. 희심(喜心)하여 치료한다.
　- 悲則心係急 肺布葉擧 而上焦不通 榮衛不散 熱氣在中 故氣消矣 〈素問·擧痛論〉

　㉥ 공(恐, 겁내는 것): 恐則氣下
　: 극한의 공포를 느끼면 기운이 아래로 푹 꺼져버린다. '하자거지(下者擧之)'하여 치료한다.
　- 恐則精却 却則上焦閉 閉則氣還 還則下焦脹 故氣下矣 〈素問·擧痛論〉

　㉦ 경(驚, 놀라는 것): 驚則氣亂
　: 갑작스레 놀라면 기운이 사방으로 흩어져 버린다. '경자평지(驚者平之) - 安神, 凉血'하여 치료한다.
　- 驚則心無所倚 神無所歸 慮無所定 故氣亂矣 〈素問·擧痛論〉

(4) 칠기(七氣)와 내생오사(內生五邪)와의 관계

: 칠기와 같은 기기(氣機) 이상은 장부기능의 실조를 유발하고 육음과 유사한 증상으로 발전할 수 있다. 이는 외감육음(六淫)으로 인한 것이 아닌, 장부기능 실조로 나타난 병리변화가 육음과 유사한 것을 내생오사(內生五邪)라고 한다. 화풍(化風), 화한(化寒), 화습(化濕), 화조(化燥), 화열(化熱/火)한 것이다.

㉠ 내풍(內風)은 장부의 기·혈·진액 실조로 병을 앓는 과정에서 생긴 풍증이다. 현훈(眩暈), 정신혼미(精神昏迷) 등 신(神)이 불안정한 증상들과 함께 경련(痙攣), 마목(麻木), 구안와사(口眼喎斜), 축닉(搐搦), 동요(動搖) 등 근육강직이나 떨림 증상을 동반한다. 허증은 허풍내동(虛風內動)이라고 하고, 실증은 열성풍동(熱盛風動)이라고 한다. 풍(風)의 승발(升發)·소산(疏散)·동(動)하는 성질은 우리 몸에서 간(肝)의 기능과 밀접하기 때문에 '간풍(肝風)'이라고 한다.

㉡ 내한(內寒)은 장부의 양기(陽氣)가 부족해 체내에서 음한(陰寒)이 성해진 한증이다. 우리 몸의 양기는 비양(脾陽), 신양(腎陽), 심양(心陽)과 관계가 깊은데, 이러한 비심신(脾腎心)의 양기가 허하면 몸 안이 차가운 리한증(裏寒證)이 생긴다. 구토, 설사, 복통, 수족냉증, 소변청장(小便淸長)을 비롯해 수종(水腫)과 담음(痰飮)이 생기게 된다. 대개 허증 위주의 허한증(虛寒證)으로 잘 나타나며 가래, 침, 대소변이 비교적 맑고 묽은 것이 특징이다. 한사가 장부에 적중한 실증은 중한(中寒)이라 한다.

㉢ 내습(內濕)은 장부의 양기가 부족해 체내에 수습(水濕)이 정체되어 있는 병증이다. 병리적인 체액인 수습을 운화(運化)하는 것은 비양(脾陽)이 하는데, 비양이 허하면 수습(水濕)을 운화(運化)하는 기능에 장애가 생기고, 체내에 수습(水濕)이 정체되게 된다. 내습이 있으면 소화불량, 식욕부진, 복창만구토(腹脹滿嘔吐), 심하비만(心下痞滿), 소변불리(小便不利), 대변당설(大便溏泄), 하지부종 등이 나타난다. 비양(脾陽)은 신양(腎陽)에 근본 하므로 비신(脾腎)의 양기(陽氣)가 모두 관련이 있다.

㉣ 내조(內燥)는 몸 안의 음진(陰津)이 모상(耗傷)되어 나타나는 조증(燥證)이다. 대개 열병 후기에 나타나거나, 토하고 설사한 뒤, 혹은 땀이나 피를 과다하게 흘림으로 인해 진액(津液)을 손상해서 발생한다. 비위허(脾胃虛)로 인한 영양장애나, 어혈이 내조(內阻)하여 진액이 제대로 돌지 못할 때도 발생한다. 입술과 혀가 마르고, 마른 기침을 하고, 피부가 거칠어지며 트고, 모발에 윤기가 없어지며, 몸이 여위고, 대변이 굳고, 소변량이 적어지는 등의 증상으로 나타난다. 조증(燥證)은 쉽게 조열(燥熱)해지므로 골증(骨蒸), 조열(潮熱), 번조(煩燥), 객혈(喀血), 구뉵(衄衂) 등이 나타나기도 한다.
*펠라그라, 규폐증의 증상 또한 조증(燥證)이라고 볼 수 있다.

㉤ 내열(內熱)은 체내에 열이 치성하거나, 정혈(精血)이 손상을 받아 음(陰)이 양(陽)을 제어하지 못해 발생한 열증(熱證)을 말한다. 다른 말로 '리열(裏熱)'이라고도 한다. 열의 강도가 심해진 화(火)는 정신상태를 불안정하게 하므로 심계정충(心悸怔忡), 번조불안(煩燥不安), 구갈(口渴), 설홍소태(舌紅小苔), 대변조결(大便燥結), 소변단적(小便短赤), 불면(不眠) 등의 증상이 나타난다.

2. 기타 내상 병인

(1) 노일상(勞逸傷, 勞倦傷)
: 노상(勞傷)과 일상(逸傷)을 통틀어 '노일상' 또는 '노권상'이라 한다. 노권상은 정신적·신체적 노동이 과도하거나, 방로(房勞)가 지나쳐 장부의 기혈에 병리 변화를 일으킨 것이다.

① 노력상(勞力傷): 육체적 노동이 지나쳐 과로하면 기가 모산(耗散)되어 기가 소모된다.
  ㉠ 폐위기허(肺衛氣虛)
  ㉡ 비위기허(脾胃氣虛)
  ㉢ 신기손상(腎氣損傷)
  ▶ 육체노동이 지나치면 양기(陽氣)가 상하므로 먼저 최상위에서 기를 관리하는 폐위(肺衛)가 손상된다. 여기서 더 진행되면 정기(精氣)를 생성하는 근원인 비기(脾氣)를 손상하고, 더 발전하면 음정(陰精)을 유지하는 신기(腎氣)까지 모손(耗損)된다.

② 노신상(勞神傷): 우사(憂思, 정신적 과로)로 인해 기가 울결(鬱結)하고, 쌓인 생각과 염려가 풀리지 않으면 심(心)·비(脾)를 상한다. 정신적 피로는 먼저 심혈(心血)을 손상하고, 이로부터 병이 발전한다.
  ㉠ 심혈소모(心血消耗), 신지불안(神志不安)
  ㉡ 심음소모(心陰消耗), 음허양항(陰虛陽亢)
  ㉢ 사즉기결(思則氣決), 운화실조(運化失調)
  ▶ 정신적 과로는 신(神)의 물질적 토대인 혈(血) 소모를 일으킨다. 심혈(心血)이 먼저 소모됨에 따라 신명(神明)의 기능이 감퇴하고, 심혈허(心血虛)가 더 발전하여 심음허(心陰虛)로 번지면 음허화왕(陰虛火旺) 증상이 나타나 만성적인 신경쇠약을 일으키게 된다. 또한 지속적이고 과도한 사려와 집착은 결국 기(氣)를 한 곳에 맺히게 해 비(脾)의 운화(運化) 기능에 장애를 유발한다.

③ 방노상(房勞傷): 무절제한 성생활은 신정(腎精, 眞精)을 소모시켜 신수(腎水)를 부족하게 하고, 심화(心火)를 조장하여 허로(虛勞) 상태를 유발한다.
  ㉠ 신정쇠손(腎精衰損), 기혈양허(氣血兩虛)
  ㉡ 남자의 경우 정관불고(精管不固)로 인해 유정(遺精), 활설(滑泄), 양위(陽萎), 조설(早泄) 등이,
  ㉢ 여자의 경우 신음(腎陰)을 상해 월경부조(月經不調), 붕루대하(崩漏帶下) 등의 증상이 나타난다.
  ▶ 남녀 공통적으로 요퇴산연(腰腿痠軟), 도한(盜汗), 오심번열(五心煩熱), 두훈이명(頭暈耳鳴), 집중력저하, 만성피로 등의 증상이 나타난다.

④ 일상(逸傷): 무위도식(無爲徒食, 놀고먹음)하여 몸을 쓰지 않아도 병이 생긴다. *부동증후군
  ㉠ 움직이지 않으면 비(脾)의 운화기능이 떨어져 기혈(氣血)의 재생산에 문제가 생긴다.
  ㉡ 기혈의 재생산이 떨어지고 운행 또한 완만해지면 기체혈어(氣滯血瘀)하고, 근육·힘줄·뼈가 약화 된다.

(2) 음식상(飮食傷): 음식과다, 음식부족, 편식(五味/寒熱), 음식불결(腐敗·酸敗·變敗 및 역독오염), 주상(酒傷) 등 음식으로 인해 비위(脾胃)가 손상되어 발생하는 병증이다. 식상(食傷)이라고 한다.

[MEMO]

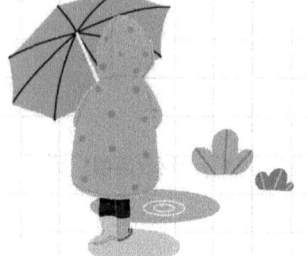

Chapter 05. 병인

03. 속발성 병인

03. 속발성병인(續發性病因)

3. 속발성병인(續發性病因): 외상 및 내상에 의해 2차적으로 발생하는 합병증의 일종
   (1) 담음(痰飮)
   ① 담음의 정의와 생성 원인
      ㉠ 정의: 체액이 여러 가지 원인으로 인해 제대로 순환하지 못하고 일정한 부위에 정체되어 생긴 병증. 담음은 구분이 있는데, 형질이 걸쭉하며 탁한 것을 담(痰)이라 하고, 묽고 멀건 것을 음(飮)이라 한다.
      ㉡ 원인: 기기(氣機)가 울체(鬱滯)되어 수습(水濕)을 운행시키지 못하거나, 양기부족(陽氣不足)으로 인한 기화(氣化) 기능 장애로 수분대사(수분의 이용과 배설)가 원활하지 못해 생긴다. 외부적인 요인을 비롯해 내부적인 요인 모두 담음을 생성할 수 있다. 주요 원인으로 외감풍한(外感風寒), 외감풍습(外感風濕), 숙식불화(宿食不化) 등으로 인한 비양(脾陽)의 운화장애, 신양(腎陽)의 기화장애를 언급한다.

   ② 담음의 발생 기전
      ㉠ 비위(脾胃): 비주승청(脾主升淸)하고 위주강탁(胃主降濁) 하는데, 비위의 기가 박약하면 음식물이 중초(中焦)와 격간(隔間)에 정체되어 음(飮)이 되고, 응결하여 담(痰)이 된다.
      - 비위생담지원(脾爲生痰之源): 비가 허해서 건운(健運)이 상실되면 수습(水濕)이 정체되어 담이 생성

      ㉡ 폐(肺): 폐는 선발(宣發), 숙강(肅降) 작용으로 기(氣)를 조절하여 진액을 전신에 골고루 퍼지게 하는데, 이를 수도통조(水道通調)라고 한다. 이러한 선발·숙강(宣發·肅降) 기능에 장애가 생기면 진액이 골고루 분배되지 못하여 국부에 정체(停滯)하여 담음이 생기게 된다.
      - 폐위저담지기(肺爲貯痰之器): 폐와 기관지는 담이 잘 누적되는 곳이다.

      ㉢ 신(腎): 신주수(腎主水)하며, 수액의 이용과 배설은 증등(蒸燈, 끓임)과 기화(氣化, 물질대사)를 통해 진행하는데, 증등을 가능케 하는 신양(腎陽, 命門火)이 쇠해지면 기화(氣化)작용이 일어나지 않아 수액을 순환시키지도 못하고, 각 조직에서 제대로 이용할 수도 없으며, 이용하고 남은 폐수를 배출하는 일도 어렵게 된다. 이러한 수액대사 장애는 역시 담음을 유발하게 된다.
      - 脾家之痰, 則有虛·有實, 如濕滯太過者, 脾之實也; 土衰不能制水者, 脾之虛也. 若腎家之痰, 則無非虛耳.
      - 腎主水, 水泛亦爲痰. 故痰之化無不在脾, 而痰之本無不在腎 〈景岳全書〉

      ㉣ 삼초(三焦): 수분의 이용과 배설은 모두 삼초를 통해 이루어지므로, 삼초를 '결독지관(決瀆之官), 중독지부(中瀆之府)'라고 한다. 삼초는 독자적인 병리현상의 의의를 갖지는 못하고 그저 통로의 역할이므로, 삼초에 수음(水飮)이 정체하면 폐비신(肺脾腎)의 문제를 개괄한 증상으로 나타난다.
      - 上焦如霧 謂行氣 如露 漑灌諸經也 言胃氣 自膻中 布氣 與肺 下漑灌諸藏 〈難經集註〉
      - 上焦如霧, 中焦如漚, 下焦如瀆 〈東醫寶鑑〉

      ㉤ 간(肝): 간은 소설(疎泄, 촉매작용)을 주관하여 기기(氣機)를 통창(通暢)시키고 이에 따라 진액도 원활히 순환한다. 간기가 소설기능을 상실하면 기체(氣滯)와 함께 진액정체(津液停滯)도 유발된다.
      - 故善治痰者, 不治痰而治氣, 氣順則一身之津液亦隨氣而順矣 〈別抄單方〉

③ 담음의 특징과 증상
　㉠ 유주성이 있다. 기(氣)를 따라 흐르므로 도달하지 않는 곳이 없다.
　㉡ 변화성이 있다. 증상의 양상과 발현부위가 수시로 변동한다. 기(氣)와 화(火)를 잘 겸하기도 한다.
　㉢ 습성(濕性, 달라붙는 성질)이므로 병세가 끈질기게 이어지며 병정(病程)이 비교적 길다.
　㉣ 담음이 기혈(氣血) 운행을 저해하고, 경맥을 막아, 결과적으로 장부의 기능을 방해한다.
　㉤ 수액대사(水液代射)의 운행에 영향을 끼치기도 하고, 영향을 받기도 한다.

④ 담음병의 분류
　㉠ 담음(痰飮): 위장(胃腸)에 수음(水飮)이 몰려 있는 것.
　- 水走腸間, 瀝瀝有聲, 謂之痰飮, 宜苓桂朮甘湯. 又曰, 心下有痰飮, 胸脇支滿目眩 〈金匱要略方論〉
　- 痰飮者, 水停腸胃, 漉漉有聲, 令人暴肥暴瘦, 宜神朮丸 〈醫學入門〉

　㉡ 일음(溢飮): 팔다리의 피하 조직에 수음(水飮)이 몰려 있는 것.
　- 飮水流行, 歸於四肢, 當汗出而不汗出, 身體重痛, 謂之溢飮. 小靑龍湯 方見寒門 主之 〈金匱要略方論〉
　- 溢飮者, 水在四肢, 身體重痛 〈醫學入門〉

　㉢ 현음(懸飮): 옆구리에 수음(水飮)이 머물러 있는 것.
　- 飮後, 水流在脇下, 咳唾引痛, 謂之懸飮. 十棗湯 方見寒門 主之 〈金匱要略方論〉
　- 懸飮, 亦謂流飮, 水在脇間, 動搖漉漉有聲 〈太平惠民和劑局方〉

　㉣ 지음(支飮): 횡격막 위에 수음(水飮)이 머물러 있는 것.
　- 支飮, 亦喘而不能臥, 加短氣, 其脈平也 〈金匱要略方論〉
　- 支飮, 水停膈上, 咳逆倚息短氣 〈醫學入門〉

⑤ 담(痰) vs 음(飮) vs 수(水) vs 습(濕) 비교표

	담(痰)	음(飮)	수(水)	습(濕)
형질(形質)	稠濁	淸稀	淸液	粘滯
성상(病狀)	無處不到病變多端	多停于體內 局部	每泛溢體表 全身	易聚身半以下
병리속성(病理屬性)	多因熱熬而成 屬于陽邪	因寒積聚而生 屬于陰邪	陰類 有陰陽之分	陰邪 每兼五氣爲患

(2) 어혈(瘀血)

① 어혈의 정의와 분류

  ㉠ 어체내결지혈(瘀滯內結之血): 막히고 뭉친 혈액 덩어리.
  - 경락, 조직, 장부의 혈류가 정체(停滯)되어 이와 복합적으로 쌓인 이물질 덩어리를 말한다.
  - 혈관의 이상으로 인해 정상 혈류에 차질이 생기거나, 혈전 등으로 혈류가 불창(不暢)한 것을 말한다.

  ㉡ 오예지혈(汚穢之血): 더러운 혈액. 물리적·화학적 성질이 변화한 혈액.
  - 혈액의 성분·성질이 바뀌어 유속(流速)과 지혈(止血) 등 생리 기전에 이상이 생긴 혈액을 말한다.

  ㉢ 리경지혈(離經之血): 혈관을 벗어난 혈액.
  - 혈관을 벗어난 혈액이 흡수되거나 배출되지 못하고 피하(皮下)에 쌓여있는 혈액을 말한다.
  - 혈관을 벗어난 혈액이 기관(器官) 내에 쌓여서 제거되지 않은 경우도 포함된다.

② 어혈의 형성 원인

  ㉠ 외상(外傷): 타박상, 추락, 관절 염좌 등에 의해 국소에 혈류가 옹결(壅結)되어 혈이 맺히게 된다.
  ㉡ 외감한열(外感寒熱): 혈관은 온도 변화에 매우 민감하므로 기온 변화는 어혈을 유발할 수 있다.
  - 한응혈어(寒凝血瘀): 한(寒)은 수인(收引)하고 응체(凝滯)하는 성질이 있으므로 우리 몸이 추위에 노출되면 혈관이 수축해 좁아지면서 혈액순환이 저하된다.
  - 열결혈어(熱結血瘀): 더운 여름에 체온이 올라가면 우리 몸은 열을 식히기 위해 많은 양의 수분(체액)을 땀으로 배출하는데, 이때 혈액의 점도가 높아지며 혈전(血栓)이 생길 위험성이 증가한다.
  ㉢ 장부내상(臟腑內傷): 아래 기관의 기능에 문제가 생기면 어혈이 생길 수 있다.
  - 심의 추동작용(심행혈, 心行血)
  - 간의 장혈작용(간장혈, 肝藏血)
  - 비의 통섭작용(비통혈, 脾統血) 및 비위(脾胃)의 기혈생화(氣血生化)기능
  - 충맥(衝脈), 자궁(子宮)

③ 어혈증의 병기 유형

  ㉠ 외상(外傷)으로 인한 어혈증의 경우
  ㉡ 외감사기(外感邪氣)로 인한 어혈증의 경우
  - 한응혈어(寒凝血瘀)
  - 열결혈어(熱結血瘀)
  ㉢ 장부의 기능 이상(臟腑內傷)으로 인한 어혈증의 경우
  - 기체혈어(氣滯血瘀): 감정적 원인으로 기가 정체(停滯)하기도 하고, 인체 내부의 습·식체·한열 등의 요인도 기체를 유발할 수 있다. 병변 부위에 창만과 동통이 발생하여 만지는 것을 싫어한다.
  - 기허혈어(氣虛血瘀): 신체가 허약해지면 기도 부족해지고, 기가 부족해지면 혈액의 추동과 통섭도 어려워진다. 이때 혈액운행이 지체되어 어혈이 발생된다.
  - 출혈성어혈(出血性瘀血): 심·간·비에 문제가 생겨 자반(紫斑), 월경과다와 같은 내인성 출혈이 생긴다.

④ 어혈의 특징과 증상
  ㉠ 동통(疼痛): 어혈 부위에 비교적 고정된 통증이 있다. 대개 쑤시고 찌르는 듯한 자통(刺痛)이다.
  ㉡ 종괴(腫塊): 어혈을 치료하지 않고 오랫동안 방치하면 종괴(腫塊, 덩어리)가 형성될 수 있다.
  ㉢ 출혈(出血): 자궁 출혈, 혈변(血便), 코피, 토혈, 혈뇨 등의 출혈 증상이 나타나는 경우가 많다.
  ㉣ 신지이상(神志異狀): 신혼섬어(神昏譫語), 심계(心悸), 건망(健忘), 불안 등 정신이상이 나타난다.
  ㉤ 기타: 흑변(黑便), 구중조갈(口中燥渴), 전신성 번열감(煩熱感)과 피로감 등의 증상이 나타난다. 신체 조직의 색상변화 또한 눈에 띤다. 피부 및 점막에 자반점, 손톱, 혀, 잇몸 등이 국부적으로 청색 또는 청자색을 띤다.

⑤ 인체 부위별 혈어증의 표현
  ㉠ 상초 두면부: 두면 부위 혹은 피부의 어혈
  - 두발탈락(頭髮脫落), 안통(眼痛), 두훈안화(頭暈眼花), 양목건삽(兩目乾澁), 목적(目赤), 국부피부창백(局部皮膚蒼白), 피부청자(膚色靑紫), 기부발반(肌膚發斑) 등
  ㉡ 중초 흉협부: 심하, 흉중, 심·인·위(心·咽·胃), 위장관 부위의 어혈
  - 심흉자통(心胸刺痛), 번조불녕(煩燥不寧), 흑변(黑便), 심계(心悸), 인조(咽燥), 음수즉창(飮水卽嗆)등
  ㉢ 하초 요복부: 하복부, 허리와 배꼽 주위, 요로계의 어혈
  - 소복적괴(小腹積塊), 요산(腰酸), 소복창만(小腹脹滿), 소복동통(小腹疼痛), 월경부조(月經不調) 등
  ㉣ 전신의 경락과 관절: 전신에 걸쳐 통증과 감각이상, 종창, 피부의 색상변화 등이 관찰된다.

⑥ 어혈 관련 원문
  - 寒獨留 則血凝泣 凝則脈不通 其脈盛大以濇 故中寒 〈素問·調經論〉
  - 陷下者 脈血結於中 中有著血 〈靈樞·禁服〉
  - 孫絡外溢 則經有留血 〈素問·調經論〉
  - 若有所墮墜 惡血在內而不去 〈靈樞·賊風〉
  - 陽明病 其人喜善忘者 必有蓄血. 所以然者 本有久瘀血 〈傷寒論〉
  - 瘡者 血所凝結而成者也 或是寒凝 或是熱結 或是風腫 或是濕鬱 總是凝聚其血而成
  - 世謂血塊爲瘀 淸血非瘀 黑色爲瘀 鮮血非瘀 此論不確 〈血證論〉
    蓋血初離經 淸血也 鮮血也 然旣是離經之血 雖淸血鮮血 亦是瘀血 〈血證論〉

Chapter 06. 병기

01. 음양실조

01. 음양실조(陰陽失調)

1. 음양실조(陰陽失調)의 개념

(1) 음양실조의 정의
① 음양(陰陽)이 상생과 상극을 통해 균형과 협조를 이루는 관계에 문제가 생긴 경우를 통칭한다.
② 음양편성(陰陽偏盛)
③ 음양편쇠(陰陽偏衰)
④ 음양격거(陰陽格拒)
⑤ 음양리결(陰陽離決)

(2) 음양편성(陰陽偏盛)
① 정의: 양(陽) 혹은 음(陰)이 편승(偏勝)한 것으로, 사기성즉실(邪氣盛則實)의 실증(實證)을 뜻한다.
② 양성(陽盛): 양사(陽邪)는 인체 내 양기(陽氣)와 합쳐져 양편승(陽偏勝)을 형성한다.
 ㉠ 양승즉열(陽勝則熱): 양기만 단독으로 항성하면 열증으로 나타나는 임상적인 특징을 말한 문장이다.
 ㉡ 양승즉음병(陽勝則陰病): 양기가 단독으로 항성한 것이 발전하면 결국 음을 상하게 함을 말한 문장이다.
 ㉢ 양성즉외열(陽盛則外熱): 양은 밖, 음은 안을 지칭하니, 양기가 성하면 체표에 열증이 나타난다는 말이다.
 ▶주요증상: 면홍목적(面紅目赤), 번조불안(煩躁不安), 희냉음(喜冷飮), 섬어(譫語), 거안(拒按)
③ 음성(陰盛): 음사(陰邪)는 인체 내 음기(陰氣)와 합쳐져 음편승(陰偏勝)을 형성한다.
 ㉠ 음승즉한(陰勝則寒): 음기만 단독으로 항성하면 한증으로 나타나는 임상적인 특징을 말한 문장이다.
 ㉡ 음승즉양병(陰勝則陽病): 음기가 단독으로 항성한 것이 발전하면 결국 양을 상하게 함을 말한 문장이다.
 ㉢ 음성즉내한(陰盛則內寒): 양은 밖, 음은 안을 지칭하니, 음기가 성하면 체내에 한증이 나타난다는 말이다.
 ▶주요증상: 면색창백(面色蒼白), 오한(惡寒), 희온(喜溫), 복창만(腹脹滿), 소변청장(小便淸長), 거안(拒按)

	1. 양편승(陽偏勝)의 경우	2. 음편승(陰偏勝)의 경우
뜻	양사(陽邪)가 인체의 양기(陽氣)에 더해져 양기(陽氣)만 지나치게 항진된 것	음사(陰邪)가 인체의 음기(陰氣)에 더해져 음기(陰氣)만 지나치게 항진된 것
양상	㉮ 양열(陽熱)이 항진된 실열증(實熱證)증상 · 신진대사 과항진 및 장기의 기능저하 · 열 과다로 심박수와 호흡수 증가 ㉯ 양열(陽熱)이 음진(陰津)을 소모한 증상 · 구갈(口渴), 대변비결(大便祕結)	㉮ 음한(陰寒)이 항진된 실한증(寒實證)증상 · 신진대사 저하 및 장기의 기능저하 · 열 부족으로 심박수와 호흡수 감소 ㉯ 음한(陰寒)이 양기의 운행을 저해한 증상 · 체액·혈의 순환장애로 습담적취(濕痰積聚)
원인	①온열양사(溫熱陽邪)가 인체로 침입한 경우(외감) ②음한사(陰寒邪)가 체질적인 소인으로 화열(化熱) ③정지내상(情志內傷)/오지과극화화(五志過極化火) ④울체된 대사산물이 열로 변화(鬱而化熱)	①음한사(陰寒邪)가 인체로 침입한 경우(외감) ②양허(陽虛)체질로 음한내성(陰寒內盛)한 경우 ③찬음식 과다섭취(過食生冷)로 음한내성(陰寒內盛)
증상	장열(壯熱), 번갈(煩渴), 면홍(面紅), 태황(苔黃), 심계(心悸), 뇨적(尿赤), 변건(便乾), 맥삭(脈數)	면색창백(面色蒼白), 사지냉(四肢冷), 오한(惡寒), 담습내생(痰濕內生), 근맥구급(筋脈拘急), 설사

(3) 음양편쇠(陰陽偏衰)
 ① 정의: 양(陽) 혹은 음(陰)이 편쇠(偏衰)한 것으로, 정기탈즉허(精氣奪卽虛)의 허증(虛證)을 뜻한다.
 ② 양허(陽虛): 본래 양기가 부족한 체질이거나 심한 기운 소모로 유발될 수 있다.
  ㉠ 기가 허한 것이 심해져 명문화(命門火)까지 약해진 것. 신양허(腎陽虛), 비양허(脾陽虛)와 밀접하다.
  ㉡ 양허즉한(陽虛則寒), 양허즉외한(陽虛則外寒)은 양기가 허해서 한증이 나타난 허한증(虛寒證)을 말한다.
  ㉢ 기는 양적이고, 혈·진액의 순환을 주도하므로 양기가 허하면 순환장애로 습담음(濕痰飮)이 나타난다.
  ▶주요증상: 면백(面白), 정성(鄭聲), 사지궐냉(四肢厥冷), 외한(畏寒), 기단핍력(氣短乏力), 복통희안(腹痛喜按)
 ③ 음허(陰虛): 본래 음허 체질이거나, 정(精), 혈(血), 진액(津液) 등의 지나친 소모로 유발된다.
  ㉠ 정(精) 부족, 혈(血) 부족이 발전하여 전신의 음진(陰津) 부족을 유발할 수 있다.
  ㉡ 음허즉열(陰虛則熱), 음허즉내열(陰虛則內熱)은 음액이 부족하여 열이 뜨는 허열증(虛熱證)을 말한다.
  ㉢ 음허(陰虛)하면 건조(乾燥)해지기 쉽다. 입안이 건조하고, 대변이 굳는 등의 건조 증상이 나타난다.
  ▶주요증상: 권홍(顴紅), 조열(潮熱), 도한(盜汗), 신체허약(身體虛弱), 오심번열(五心煩熱), 구갈(口渴)

	1. 양편쇠(陽偏衰)의 경우	2. 음편쇠(陰偏衰)의 경우
뜻	인체의 양기(陽氣)가 허해져 나타나는 냉증(冷證) 및 물질대사(氣化)가 저하된 것	인체의 음액(陰液) 소모로 인해 나타나는 열증(熱證) 및 건조증이 나타나는 것
양상	㉮ 양허(陽虛)로 인한 허한(虛寒)·허냉(虛冷) 증상 ㉯ 양기부족으로 기화(氣化, 물질대사) 기능 상실	㉮ 음허(陰虛)로 인한 허열(虛熱) 증상 ㉯ 음액부족으로 자윤(滋潤), 영양(營養) 기능 상실
원인	①선천품부부족(先天稟賦不足); 체질적 소인 ②후천음식실양(後天飮食失養); 섭생 부조리 ③노권내상(勞倦內傷); 과로로 에너지 소모 ④오랜 병(久病)에 의한 양기(陽氣)손상 ※양허증은 비양허(脾陽虛)와 신양허(腎陽虛) 위주	①열사치성(熱邪熾盛)하여 진액을 상한 경우 ②오지과극화화(五志過極化火)하여 음을 상한 경우 ③오랜 병(久病)으로 음액(陰液)을 소진한 경우 ④간혈허·신정허가 발전하여 간음허·신음허 유발가능 ※음허증은 폐음허(肺陰虛), 간혈허(肝陰虛), 신음허(腎陰虛) 위주며 위음허(胃陰虛), 대장음허(大腸陰虛) 또한 자주 나타날 수 있다.
증상	①허증: 정기휴허(正氣虧虛), 면백(面白), 핍력(乏力) 권와신피(踡臥神疲), 기단(氣短), 자한(自汗) ②냉증: 사지궐냉(四肢厥冷), 냉통(冷痛), 외한(畏寒) 소변청장(小便淸長), 하리청곡(下利淸穀), 복통(腹痛) 맥지(脈遲), 설담백(舌淡白), 요슬냉통(腰膝冷痛) 등 ③기화무력(氣化無力)하여 습담음(濕痰陰) 형성 : 복창당설(腹脹便溏), 하지부종(下肢浮腫), 객담(喀痰), 수종(水腫), 백대청희(白帶淸稀) 등	①허증: 신체소수(身體消瘦), 맥세삭무력(脈細數無力) 현훈(眩暈), 지체마목(肢體麻木), 건해(乾咳) ②열증: 구건(口乾), 조열도한(潮熱盜汗), 저열(低熱) 오심번열(五心煩熱), 골증조열(骨蒸潮熱), 도한(盜汗) 설홍(舌紅), 소변단적(小便短赤), 관홍(觀紅) ③음액부족으로 자윤(滋潤), 영양(營養) 기능 상실 : 소태(少苔/無苔), 기부갑착(肌膚甲錯), 건해(乾咳) 구조인건(口燥咽乾), 요소삽통(尿少澁痛)

※음(陰)·양(陽)은 서로 근본이 되기 때문에, 일방적인 편성(偏盛)과 편쇠(偏衰)는 반드시 서로에게 영향을 준다.
양손급음(陽損及陰), 음손급양(陰損及陽)의 병리현상이 진행되면 장부음양의 근본인 신음(腎陰)·신양(腎陽)에도 영향을 주어
음양양허(陰陽兩虛)를 형성하는데, 더 심해지면 음양격거(陰陽格拒), 음양리결(陰陽離決)로 발전한다.

(4) 음양격거(陰陽格拒)
① 정의: 음양실조(陰陽失調)가 발전해 음양(陰陽) 간에 성쇠(盛衰) 차이가 극명해지면, 과성(過盛)한 것이 미약(微弱)해진 상대를 밖으로 몰아내게 된다. 음양(陰陽) 간의 연계가 끊어져 음성격양, 양성격음이 나타난다.
② 진한가열(眞寒假熱): 체내의 음한(陰寒)이 극성하여 양(陽)을 밖으로 밀어내므로 겉보기에는 열상(熱象) 비슷한 거짓 증상이 나타나는 것. 병의 본질은 내부의 한증(寒證)이나 외부(外部)엔 가열(假熱) 증후가 나타난다.
㉠ 음성격양(陰盛格陽)이라고도 한다. 표열증(表熱證)과 리한증(裏寒證)이 동시에 관찰된다.
㉡ 면홍(面紅), 욕개의피(欲蓋衣被), 뇨청(尿淸), 변당(便溏), 설담(舌淡), 구갈희열음(口渴喜熱飮)
㉢ 관련원문: 病人身大熱, 反欲得衣者, 熱在皮膚, 寒在骨髓也 〈傷寒論〉
③ 진열가한(眞熱假寒): 체내의 양열(陽熱)이 극성하여 음(陰)을 밖으로 밀어내므로 겉보기에는 한상(寒象) 비슷한 거짓 증상이 나타나는 것. 병의 본질은 내부의 열증(熱證)이나 외부엔 가한(假寒) 증후가 나타난다.
㉠ 양성격음(陽盛陰格)이라고도 한다. 표한증(表寒證)과 리열증(裏熱證)이 동시에 관찰된다.
㉡ 사지궐냉(四肢厥冷), 번갈희냉음(煩渴喜冷飮), 인건(咽乾), 구취(口臭), 대변조결(大便燥結)
㉢ 관련원문: 身大寒, 反不欲近衣者, 寒在皮膚, 熱在骨髓也 〈傷寒論〉

	음성격양(陰盛格陽)=진한가열(眞寒假熱)	양성격음(陽盛格陰)=진열가한(眞熱假寒)
양상 1	*격양(格陽): 리(裏)에는 음성(陰盛)한 한증(寒證)이, 표(表)에는 가열(假熱) 증상이 나타나는 병증. 질병의 본질은 음한내성(陰寒內盛)이고, 격양(拒陽)하기 때문에, 표(表)로 밀려난 양(陽)에 의해 열상(熱象)이 나타난다. *증상: 신열반욕득의(身熱反欲得衣), 희열음(喜熱飮), 수수이불욕음(漱水而不欲飮), 면홍(面紅)	*열궐(熱厥): 리(裏)에는 양성(陽盛)하여 열증(熱證)이, 표(表)에는 가한(假寒) 증상이 나타나는 병증. 질병의 본질은 양열내성(陽熱內盛)이고, 격음(拒陰)하기 때문에, 표(表)로 밀려난 음(陰)에 의해 한상(寒象)이 나타난다. *증상: 변비(便祕), 소변단적(小便短赤), 사지궐냉(四肢厥冷), 갈희냉음(渴喜冷飮)
양상 2	*대양(戴陽): 하초(下焦)에는 한증(寒證)이 나타나고, 상초(上焦)에는 가열(假熱) 증상이 나타나는 병증이다. 하초의 원기(元氣)가 부족해지며 원양(元陽)이 위로 떠올라서 발생한다.	

(5) 음양리결(陰陽離決)
① 정의: 체내 음양(陰陽)의 협력 관계가 결렬된 병리 상태로, 고음(孤陰), 고양(孤陽)의 위급상태이다.
② 양절(陽絶, 亡陽): 양기(陽氣)가 쇠갈(衰竭)하여 생명이 위급해진 병증. 고음(孤陰)의 상태. 소음인의 망양.
㉠ 원인: 대량의 한토하(汗吐下)·출혈(出血)로 기가 함께 빠져나가 발생하거나, 만성질환으로 양기가 손상 시
㉡ 증상: 대한임리(大汗淋漓), 한냉(汗冷), 사지궐냉(四肢厥冷), 호흡미약(呼吸微弱), 정신위미(精神萎靡), 외한권와(畏寒踡臥), 갈희열음(渴喜熱飮), 면색창백(面色蒼白), 설담윤(舌淡潤)
③ 음절(陰絶, 亡陰): 음기(陰氣)가 쇠갈하여 생명이 위급해진 병증으로 고양(孤陽)의 상태이다. 소양인의 망음.
㉠ 원인: 고열한출(高熱汗出), 토사(吐瀉), 대량 출혈 등으로 전신의 음액이 급속하게 대량 소모되어 발생한다.
㉡ 증상: 한출신열(汗出身熱), 한온(汗溫), 혼미섬망(昏迷譫妄), 정신번조(精神煩躁), 호흡기조(呼吸氣粗), 기육건조(肌肉乾燥), 순건치조(脣乾齒燥), 목광심함(目眶深陷), 갈희냉음(渴喜冷飮)

Chapter 06. 병기

02. 기·혈·진액실조

02. 기혈진액실조(氣血津液失調)

2. 기·혈·진액(氣·血·津液) 실조

(1) 기(氣)의 실조(失調)
① 기허(氣虛): 오장육부의 전반적인 기능저하와 함께 구체적으로 아래와 같은 증상이 나타난다.

원인	현상	발전양상	증상
선천적인 부족 후천적인 부족 육체적·정신적 과로 오랜 투병 생활 무절제한 성생활로 인한 기력소모	기허 (氣虛)	위기허(衛氣虛)로 '腠理不密'	이감모(易感冒), 자한(自汗)
		비기허(脾氣虛)로 '不養四肢肌肉'	무력(無力), 라언(懶言), 권태(倦怠)
		양기불승(陽氣不升)하여 '頭目無氣'	피로(疲勞), 현훈(眩暈)·이명(耳鳴)
		생혈감퇴(生血減退)로 '行血無力'	면색창백(面色蒼白), 맥미세(脈微細)
		수액대사장애(氣不化水)로 '水氣停滯'	담음(痰飮), 수종(水腫)

② 기체(氣滯): 기가 정체되는 부위에 따라 발현양상이 다양하게 나타날 수 있다. 진액·혈의 정체를 동반한다.

원인	현상	발전양상	증상
감정변화와 스트레스로 인한 기의 정체(停滯)	기체 (氣滯)	경기(經氣)가 막혀 혈행불창(血行不暢)	흉협통(胸脇痛), 복창만(腹脹滿)
		기화(氣化)기능 장애로 수액대사장애	담음(痰飮), 수종(水腫)
		기(氣) 위주로 기능하는 장기의 이상	폐(肺), 간(肝), 비(脾)의 기기정체

③ 기역(氣逆): 하강을 주로 하는 폐·위기(肺·胃氣)와 상승을 주로 하는 간기(肝氣)에 많이 나타난다.

원인	현상	발전양상	증상
외사(外邪) 식체(食滯) 담탁(痰濁) 기체(氣滯) 등이 화열(火熱)한 경우	기역 (氣逆)	폐실숙강(肺失肅降)하여 위로 역(逆)	해수(咳嗽), 기천(氣喘)
		위실강탁(胃失降濁)하여 위로 역(逆)	애역(呃逆,딸꾹질), 애기(噯氣,트림)
		간기의 소설태과(疏泄太過)로 기·혈의 상역(上逆)·화화(化火)·몽폐(蒙蔽)청규	두창통(頭脹痛), 이노(易怒), 목적(目赤)
			토혈(吐血), 뉵혈(衄血), 혼궐(昏厥)
		간기(肝氣)와 신기(腎氣)의 상충(上衝)	분돈기(奔豚氣, 寒氣가 衝脈따라 逆)

④ 기함(氣陷): 비기(脾氣)가 허해서 승거무력(升擧無力)하고, 장기와 체액이 하강하게 되는 증상으로 나타난다.

원인	현상	발전양상	증상
체질적인 허약함, 오래된 병으로 비기허(脾氣虛)해서 승거무력(升擧無力) 중기하함(中氣下陷)	기함 (氣陷)	비실승청(脾失升淸)하여 '頭面部失養'	현훈(眩暈), 이명(耳鳴), 안화(眼花)
		비기(脾氣)의 승거(升擧)작용이 무력하여 장기고섭, 체액고섭에 장애	위하수(胃下垂), 자궁하수(子宮下垂)
			소변실금(小便失禁), 설사(泄瀉)
		기가 필요한 곳으로 못가 '氣虛'하여	기단(氣短), 어성저미(語聲低微)

⑤ 기폐(氣閉): 기울(氣鬱)이 발전하여 몽폐심규(蒙蔽心竅)하거나, 기도(氣道)를 막아 호흡곤란을 일으키는 급증.

원인	현상	발전양상	증상
가스(穢濁之氣)흡입	기폐(氣閉)	폐궐(閉厥)	정신혼미(精神昏迷), 아관긴폐(牙關緊閉), 인사불성(人事不省), 양수악고(兩手握固), 수족구련(手足拘攣), 기조담명(氣粗痰鳴) 등 *사지마비 증상, 호흡곤란 등이 나타나는 뇌졸중(中風)과 유사 *열입심포(熱入心包), 열결장위(熱結胃腸), 담화상몽(痰火上蒙) 時 위와 같은 기폐증의 증상들을 관찰할 수 있다. 실증이다.
급성열병으로 격음		열궐(熱厥)	
정신충격으로 쇼크		기궐(氣厥)	
외상·통증으로 쇼크		통궐(痛厥)	

⑥ 기탈(氣脫): 한토하(汗吐下), 대출혈, 오랜 투병으로 음액(陰液)이 손상되어 원기(元氣)까지 매우 쇠약한 것.

원인	현상	발전양상	증상
대출혈(大出血), 한토하(汗吐下), 오랜 투병(久病) 등으로 혈·진액이 대량 소모되어 실려있던 기(氣)가 대량으로 손실	기탈(氣脫)	음양리결(陰陽離決)	대한임리(大汗淋漓), 정신위둔(精神萎鈍), 면색창백(面色蒼白), 목합구창(目合口張), 수살지냉(手撒肢冷), 기단핍력(氣短肢冷), 비한식미(鼻鼾息微), 이변실금(二便失禁), 맥미욕절(脈微欲絶) 전한(戰汗) 등의 증상이 나타난다. *망음(亡陰)·망양(亡陽)과 유사하나 망양·망음은 '昏迷'가 있다. *기폐증은 실증(實證), 기탈증은 허증(虛證)이다.

(2) 혈(血)의 실조(失調)

① 혈허(血虛): 생혈(生血)이 안 되거나, 실혈(失血)이 지나쳐 혈의 유양(濡養) 기능이 감퇴 된 증상.

원인	현상	발전양상	증상
실혈과다(失血過多) 화원부족(化源不足) 생혈무력(生血無力) 등으로 인한 혈의 영양·자윤기능 저하	혈허(血虛)	기부(肌膚)·조갑(爪甲)의 실양(失養)	창백함, 순설조갑색담(脣舌爪甲色淡)
		얼굴 눈(目)·코(鼻)·입(口)·귀(耳) 실양	두훈(頭暈), 안화(眼花), 순청(脣靑)
		불양심(不養心)으로 신불영(神不寧)	실면다몽(失眠多夢), 건망(健忘), 불안
		혈허(血虛)로 인해 기허(氣虛) 발생	기단핍력(氣短乏力), 라언(懶言)
		혈허(血虛)로 불능양근(不能養筋)	마목(痲木), 굴신불리(屈伸不利)

② 혈어(血瘀): 혈이 잘 순환하지 못하고 한곳에 남아 정체되어 생기는 병. 동통, 종괴, 출혈, 자통이 특징이다.

원인	현상	발전양상	증상
기체·기허(氣滯·氣虛) 혈한·혈열(血寒·血熱) 외상(外傷) 혹은 산후오로(産後惡露)	혈어(血瘀)	혈액운행 장애로 기혈불통(氣血不通)	통유정처(痛有定處), 자통(刺痛)
		어혈이 쌓여 종창(腫脹, 염증+붓기)	국부종창(局部腫脹), 종괴(腫塊)
		어혈이 국부에 쌓인 내출혈(內出血)	자반(紫斑), 순설자암(脣舌紫暗)
		신혈불생으로 기부실양(肌膚失養)	기부갑착(肌膚甲錯), 지마(肢麻)

③ 혈열(血熱): 혈분열(血分熱)이 지나쳐 출혈, 불안, 야간 발열을 특징으로 하는 증상들이 나타난다.

원인	현상	발전양상	증상
온열사(溫熱邪) 및 한사(寒邪)의 침입, 오지과극화화(化火)	혈열(血熱)	열성(熱盛) 및 야간발열(夜間發熱)	면홍목적(面紅目赤), 신열야중(身熱夜重)
		열기로 인한 모혈상음(耗血傷陰)	설질홍강(舌質紅絳), 맥세삭(脈細數)
		지나친 열로 박혈망행(迫血妄行)	뉵혈(衄血), 토혈(吐血), 뇨혈(尿血)
		열요심신(熱搖心神)한 정신이상	조요발광(躁擾發狂), 섬어광란(譫語狂亂)

(3) 진액의 실조

① 진액부족(津液不足): 국부 또는 전신적인 건조(乾燥) 증상이 나타난다.

원인	현상	발전양상	증상
조열사(燥熱邪) 대한(大汗) 토설(吐泄) 실혈(失血) 오랜 병(久病)	진소(津少)	두면부 진액부족으로 실윤(失潤)	구갈(口渴), 인건(咽乾), 순초(脣焦)
		피부(皮膚)·기육(肌肉)·모발(毛髮) 근맥(筋脈)·관절(關節)의 실윤(失潤)	피부건조(皮膚乾燥), 피부조양(皮膚燥痒), 모발고고(毛髮枯槁), 근맥연급(筋脈攣急),
		땀(汗)과 소변(小便)량 감소	무한(無汗), 뇨소(尿少), 변비(便祕)

② 진액대사장애(津液代射障礙): 진액의 수포 및 배설에 장애가 생긴 것. 습담음(濕痰飮)이 생성된다.

원인	현상	발전양상	증상
외감 육음(六淫)	비(脾) 폐(肺) 신(腎) 삼초(三焦) 수액대사 X	폐의 선발숙강 실조로 수포 장애	수액(체액)의 배분과 이용 및 배출 기능이 장애 되므로 수습, 담음, 수종 등이 나타난다.
내상 칠정(七情)		비의 운화 실조로 순환·이용 장애	
고량진미 편식		신의 증등기화 실조로 배설 장애	
양허(陽虛) 체질		삼초의 기화 불량으로 수액 정체	

Chapter 06. 병기

03. 내생오사병기

03. 내생오사병기(內生五邪病機)

1. 내풍(內風) - 풍기내동(風氣內動)
  (1) 풍기내동의 개념
    ① 장부(臟腑)의 기능 상실로 인해 기혈(氣血)이 제대로 순환하지 못해서 경련(痙攣)이 이는 병증.
    ② 외부로부터 풍사(風邪)가 침입하여 생긴 것이 아니라, 내적 원인에 의해 질병의 발전 중에 생긴 풍증이다.
    ③ 허해서 발생한 풍증은 '허풍내동(虛風內動)'이라 하고, 실해서 발생한 풍증은 '열성풍동(熱盛風動)'이라 한다.
    ④ 인체 내에서는 풍기(風氣)와 밀접한 간(肝)의 실조(失調)로 발생한다. 떨림증 등 신경계통의 이상이 관찰된다.
    ⑤ 주요증상: 현훈(眩暈), 축닉(搐搦), 추축(抽搐), 진전(震顫), 이명(耳鳴), 사지마목(四肢麻木), 동요(動搖) 등

  (2) 풍기내동의 원인
    ① 허풍내동(虛風內動): 음혈(陰血)이 부족해서 발생하는 풍증(風證)을 말한다.
      ㉠ 간음허(肝陰虛): 간음허가 발전하여 음허풍동 또는 간양상항이 되거나, 간양상항이 화풍(化風)한다.

경로	원인	발전양상		증상
1	간음허(肝陰虛)	음허풍동(陰虛風動)		음허(건조·발열) + 떨림증(근육떨림)
2	간음허(肝陰虛)	간양상항(肝陽上亢)		음허 + 양항 (상열하한, 上熱下寒)
3	간음허(肝陰虛)	간양상항(肝陽上亢)	간양화풍(肝陽化風)	음허 + 상열하한 + 편측마비(偏枯)

▶ 음허풍동(陰虛風動): 골증조열(骨蒸潮熱), 도한(盜汗), 근연육순(筋攣肉瞤), 수족연동(手足蠕動)
▶ 간양상항(肝陽上亢): 현훈(眩暈), 이명(耳鳴), 면적홍열(面赤烘熱), 요슬산연(腰膝酸軟), 요산피핍(腰痠皮乏)
※ 간양상항은 음허(陰虛), 양항(陽亢), 신음부족(腎陰不足) 증상이 모두 나타나며, 양항(陽亢) 증상이 뚜렷하다.
▶ 간양화풍(肝陽化風): 면홍(面紅), 현훈욕도(眩暈欲倒), 졸연강부(卒然僵仆), 요슬산연(腰膝酸軟), 휵닉(搐搦), 지체마목(肢體麻木), 구안와사(口眼喎斜), 어언불리(語言不利), 반신불수(半身不遂)
※ 간양화풍은 경련성 두통이 특징적이며 반신불수, 구안와사, 졸연강부, 언어장애 등 뇌졸중 증상이 감별 요점.

      ㉡ 간혈허(肝血虛): 간혈허는 간음허로 발전할 수도 있고, 혈허로 근맥을 영양하지 못해 생풍(生風)할 수 있다.

경로	원인	발전양상		증상
1	간혈허(肝血虛)	혈허생풍(血虛生風)		간계이상 + 근육떨림 + 감각이상
2	간혈허(肝血虛)	혈조생풍(血燥生風)	(*노인성피부소양증)	동풍(動風)아닌 피부질환(각질,소양감)

▶ 혈허생풍(血虛生風): 지체마목(肢體麻木), 근맥구급(筋脈拘急), 시물혼화(視物昏花), 근척육순(筋惕肉瞤), 면색창백(面色蒼白), 구순지갑담백(口脣指甲淡白), 수족경련(手足痙攣), 조갑고취(爪甲枯脆)
▶ 혈조생풍(血燥生風): 피부건조(皮膚乾燥), 소양탈설(瘙痒脫屑), 모발무화(毛髮無華), 인설(鱗屑), 목삽(目澁)
※ 혈허내조증(血虛內燥證): 주로 노인에게 많이 나타나며 혈허증(血虛證)이 수반될 수도 있다. 혈허생풍이 떨림증상과 면색창백 등을 주요한 특징으로 한다면, 혈조생풍은 구순건열(口脣乾裂), 인건객통(咽乾喀痛), 피부건조(皮膚乾燥) 및 모발건고(毛髮乾枯) 등 건조와 출혈을 동반하는 것이 특징이다. 혈허증·혈조증 모두 대변건결(大便乾結), 구건(口乾), 두훈안화(頭暈眼花), 기부갑착(肌膚甲錯), 사지마목(四肢麻木), 경소(經少), 설조무진(舌燥無津) 등 공통적인 증상을 공유한다.

② 열성동풍(熱盛動風): 열성동풍에는 실제로 외감(外感)과 내발(內發)의 두 가지 기전이 존재한다.
▶ 열성 체질이 오지과극(五志過極), 기울(氣鬱), 담적(痰積) 등으로 화화(化火)하여 화풍(化風)한 경우는 '내풍(內風)'
▶ 잠복기가 있는 병원체에 감염되어 일정 시간 경과 후, 고열로 인한 경련과 근육강직 증상이 나타나는 병증.
사실상 외감(外感)이나, 외감 풍사(風邪)와는 전혀 다른 고열과 근육강직 현상을 보이므로 '간풍내동증'에 속한다.

원인	발전양상	증상
간화상염(肝火上炎)	열극생풍(熱極生風)	장열혼미(壯熱昏迷), 근맥강급(筋脈强急), 후궁반장(後弓反張)

※ 열성동풍은 위의 경우 모두를 포함하며, 열사(熱邪)가 치성하여 영혈(營血)을 손상하고 간경(肝經)을 졸여 발생한다.
주로 유행성 뇌척수막염, B형 뇌염 등 중추신경계 감염 증상과 중독성 이질, 패혈증(敗血症)에서 볼 수 있다.

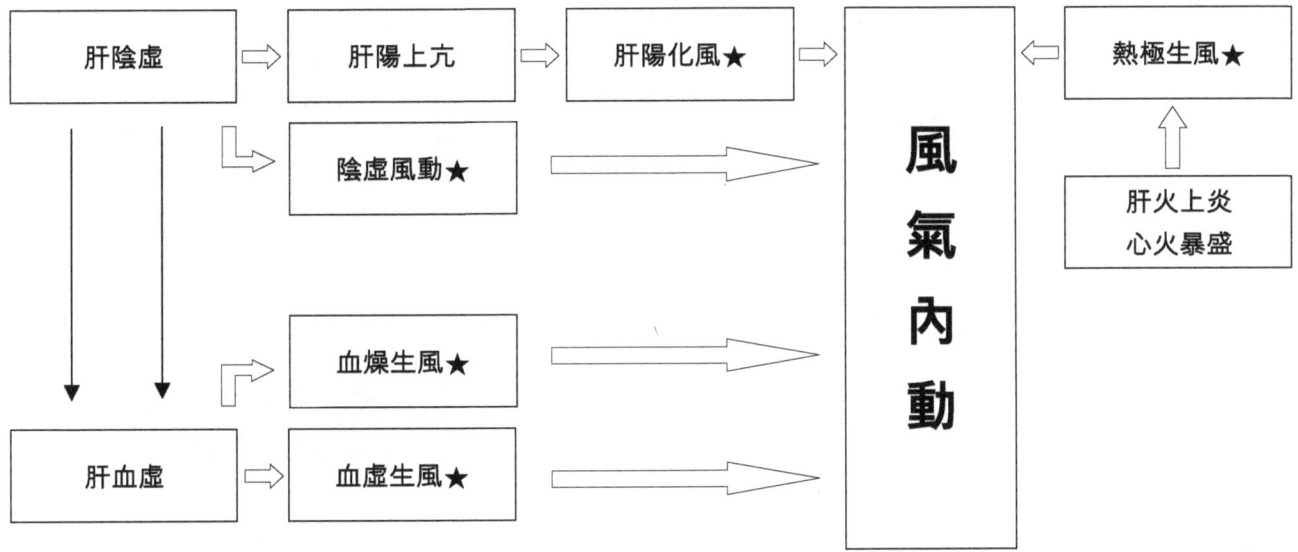

(3) 풍기내동의 주요증상 (풍은 구체성을 띠지 못하므로 증상을 통해 기억해야 한다.)

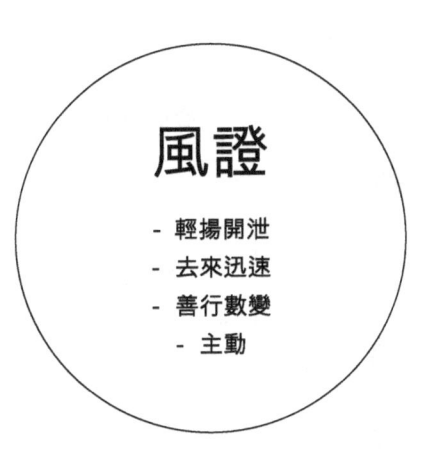

※중풍은 풍의 특성을 포함하고, 의식장애, 운동장애, 언어장애를 동반하는 질환이다. 뇌졸중은 중풍에 포함되는 하위 질환이다.

(가) 안면 신경마비 및 떨림
: 구안와사(口眼喎斜), 면부마목(面部麻木)
 언어건삽(言語蹇澁), 시물혼화(視物昏花)

(나) 팔다리 신경마비 및 떨림
: 반신불수(半身不隨), 지체마목(肢體麻木), 경련(痙攣),
추축구련(抽搐拘攣), 경항강직(頸項强直), 편고(偏枯)

(다) 이동성 관절염 (風痺, 行痺)
: 관절종통(關節腫痛)·굴신불리(屈伸不利), 슬유풍(膝遊風)

(라) 피부 가려움 ('動風'이 아닌 '癢風'이다.)
: 건선(乾癬)·습진(濕疹), 인설(鱗屑), 모발건초(毛髮乾焦)

2. 내한(內寒) - 한종중생(寒從中生)

(1) 한종중생의 개념
① 우리 몸의 양기(陽氣) 부족으로 인해 장부의 기능이 약해지고, 안에서 음한(陰寒)이 성해 생긴 병을 통칭한다.
② 주로 우리 몸의 보일러 역할을 하는 비양(脾陽)과 신양(腎陽)이 허해져서 발생한다.
③ 양기부족으로 손발이 차고, 배가 차서 토하거나 설사를 하고 아픈 증상이 나타날 수 있다.
④ 기·혈·진액의 순환과 이용이 원활하지 못해 몸이 붓고, 국부에 담음증(痰飮證)이 생길 수 있다.
⑤ 양기부족으로 내한(內寒)이 발생하면 가래나 침, 소변이 비교적 맑고 양이 많으며 대변은 묽은 것이 특징이다.

(2) 한종중생의 원인

경로	원인	발전양상	증상
1	비양허(脾陽虛)	운화(運化)실조	복창(腹脹), 식소(食少), 복중냉통(腹中冷痛), 희온희안(喜溫喜按), 사지불온(四肢不溫), 대변희박(大便稀薄)
2	신양허(腎陽虛)	증등기화(蒸騰氣化)실조	하리청곡(下利淸穀), 오경설사(五更泄瀉), 양위(陽痿), 요슬산연(腰膝痠軟), 이명(耳鳴), 부종(浮腫), 불임(不姙)
3	심양허(心陽虛)	주혈맥(主血脈)실조	심계기단(心悸氣短), 심흉별민동통(心胸憋悶疼痛), 면백(面白), 형한지랭(形寒肢冷), 외풍자한(畏風自汗), 소기나언(少氣懶言)

※ 양허(陽虛)의 병기 양상

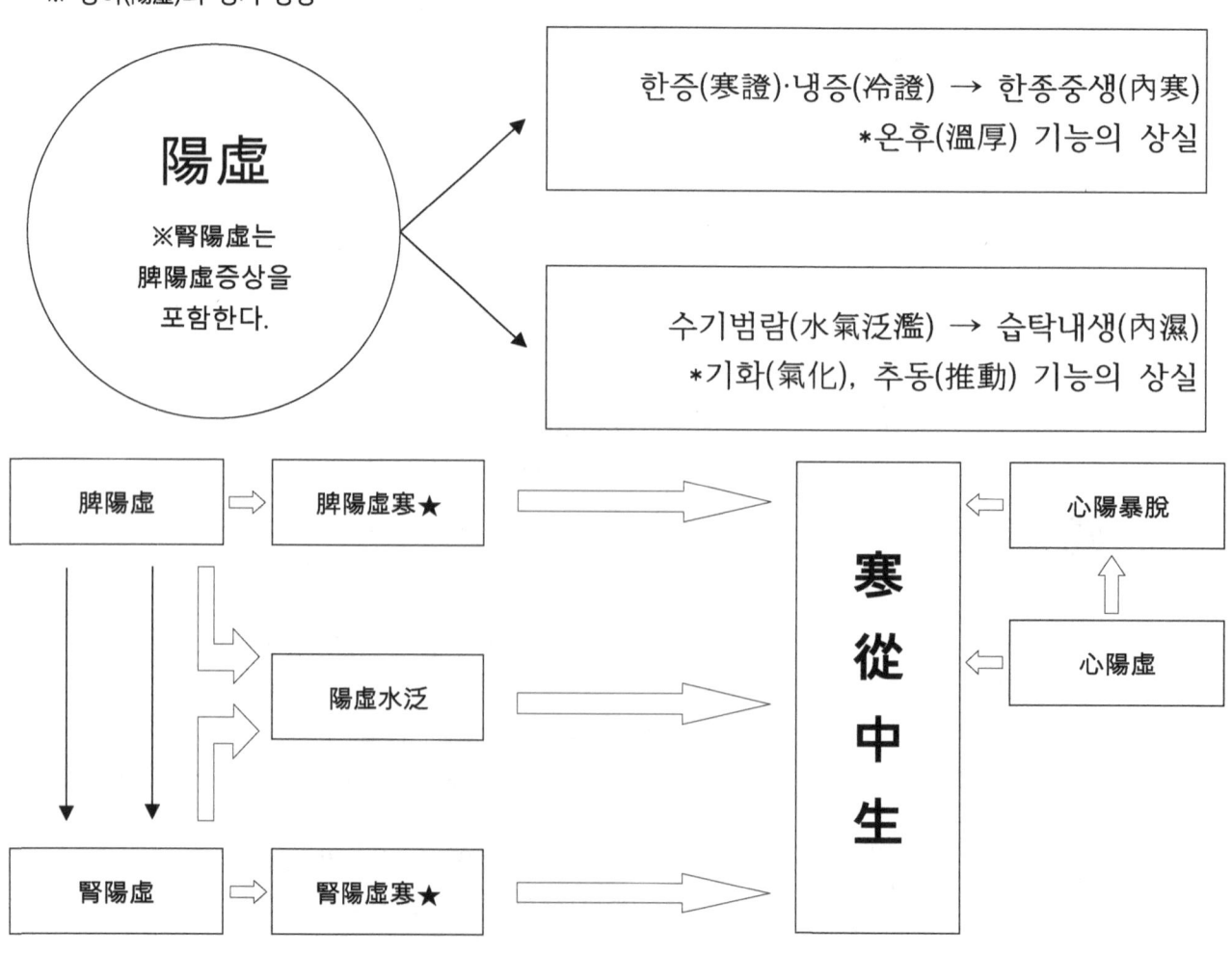

3. 내습(內濕) - 습탁내생(濕濁內生)

(1) 습탁내생의 개념
① 우리 몸의 양기(陽氣) 부족으로 인해 장부의 기능이 약해지고, 안에서 습탁(濕濁)이 성해 생긴 병을 통칭한다.
② 주로 우리 몸의 보일러 역할을 하는 비양(脾陽)과 신양(腎陽)이 허해져서 발생한다.
③ 온후작용을 상실하여 냉증과 통증이 나타남과 동시에 추동, 기화(氣化)기능 장애로 체액정체 현상이 나타난다.
④ 기·혈·진액의 순환과 이용이 원활하지 못해 몸이 붓고, 국부에 담음증(痰飮證)이 생길 수 있다.
⑤ 수분저류현상, 체액저류현상이며 순환계나 조직·흉강·복강 등 신체 국부에 수분이 비정상적으로 축적된 것이다.

(2) 습탁내생의 원인

경로	원인	발전양상	증상
1	비양허(脾陽虛)	운화(運化) X *양허수범증 (陽虛水泛證)	안면부종(顔面浮腫), 안검부종(眼瞼浮腫), 완복창만(脘腹脹滿), 사지부종(四肢浮腫), 소변불리(小便不利), 신중흉민(身重胸悶), 오심욕구(惡心欲嘔), 형한지랭(形寒肢冷)
2	신양허(腎陽虛)	증등기화(蒸騰氣化) X *신양허수범증 (腎陽虛水泛證)	전신수종(全身水腫), 요슬산통(腰膝酸痛), 요소(尿少), 심계기단(心悸氣短), 해천담명(咳喘痰鳴), 양위(陽痿), 태백활(苔白滑), 음낭수종(陰囊水腫), 설담반(舌淡胖)

(3) 습탁(濕濁)의 정체 위치에 따른 증상 감별
① 두면부: 두중여과(頭重如裹), 면종기와(面腫嗜臥), 면구치다(面垢眵多), 구니(口膩), 태후니(苔厚膩)
② 상초: 흉민(胸悶), 해수담다(咳嗽痰多), 색백이점(色白而粘), 용이각출(容易咯出), 구오(嘔惡)
③ 중초: 수종복수(水腫腹水) 완복비만(脘腹痞滿), 식욕부진(食慾不振), 장명설사(腸鳴泄瀉), 납매(納呆)
④ 하초: 뇨소(尿少), 변당불상(便溏不爽), 소변혼탁(小便渾濁), 대하(帶下), 하리점액농혈(下痢黏液膿血)
⑤ 기부, 경락: 지체곤핍침중(肢體困乏沈重), 관절산통중착(關節痠痛重着), 관절굴신불리(關節屈伸不利)

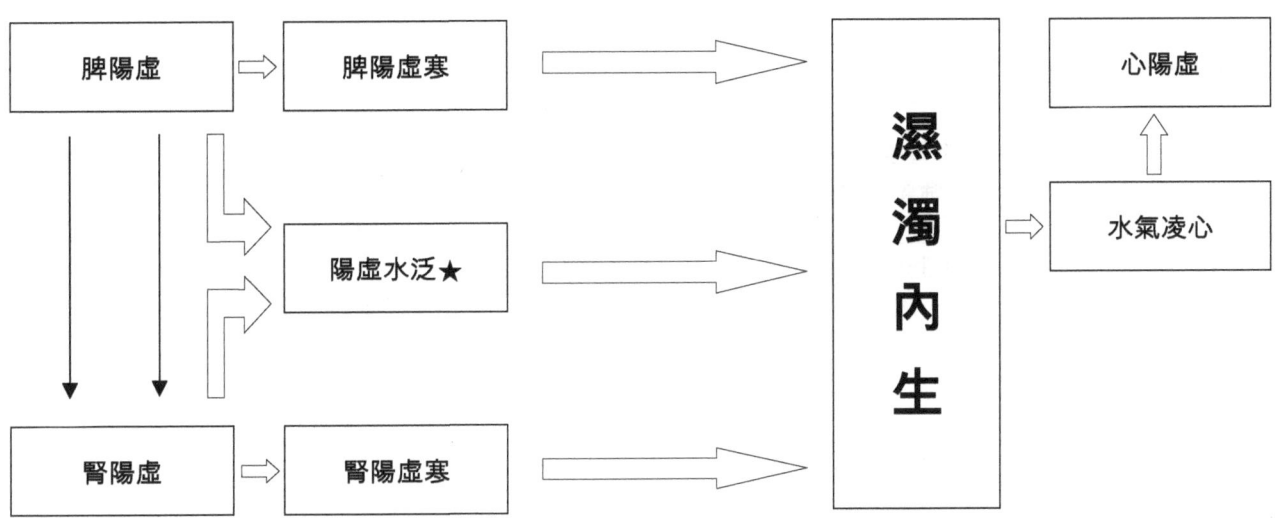

4. 내조(內燥) - 진상화조(津傷化燥)

(1) 진상화조의 개념
① 주로 열(熱)로 인해 진액이 소모되어 조증(燥證) 증상이 나타나는 것을 통칭한다.
② 진액이 부족하면 혈액도 부족해지므로 '진고혈조증(津枯血燥證)'과 관계가 밀접하다.
③ 음진(陰津)을 주로 사용하는 기관들인 폐, 신, 대장, 위의 기능과 밀접하게 연관된다.

(2) 진상화조의 원인

경로	원인	발전양상	증상
1	폐음허(肺陰虛)		건해소담(乾咳少痰), 해수기촉(咳嗽氣促), 객혈(喀血), 관홍(顴紅), 조열(潮熱), 구건인조(口乾咽燥), 기부건고(肌膚乾枯), 비건(鼻乾)
2	폐음허(肺陰虛)	대장음허(大腸陰虛)	건해무담(乾咳無痰), 배변곤란(排便困難), 변비(便祕)
3	폐음허(肺陰虛)	위음허(胃陰虛)	식욕부진(食欲不振), 식소(食少), 위완허비(胃脘虛痞), 위완동통(胃脘疼痛), 건구(乾嘔), 기이불식(飢而不食), 구건인조(口乾咽燥), 대변비결(大便秘結), 설질광홍무태(舌質光紅無苔), 경면설(鏡面舌)
4	폐음허(肺陰虛)	신음허(腎陰虛)	해담불상(咳痰不爽), 성음시아(聲音嘶啞), 구건인조(口乾咽燥), 요슬산연(腰膝酸軟), 골증조열(骨蒸潮熱), 형체소수(形體消瘦), 관홍(顴紅), 오심번열(五心煩熱), 도한(盜汗), 남자유정(男子遺精), 경폐(經閉), 설홍소태(舌紅少苔), 맥세삭(脈細數)

※ 폐진(肺津)은 폐음(肺陰)의 동의어로, 폐를 윤택하게 하여 기의 출납(出納) 및 선발·숙강을 원활히 돕고 피부를 자윤하는 진액(체액)이라고 본다. 조열사(燥熱邪)로 폐음이 소모되면 진기(津氣)가 제대로 퍼지지 못해 피부와 신체 곳곳이 말라 거칠어지는 증상이 나타나며, 국부에 몰려 수음(水飮)이나 담(痰)이 되고, 숨이 차거나 기침을 하는 증세가 나타난다.

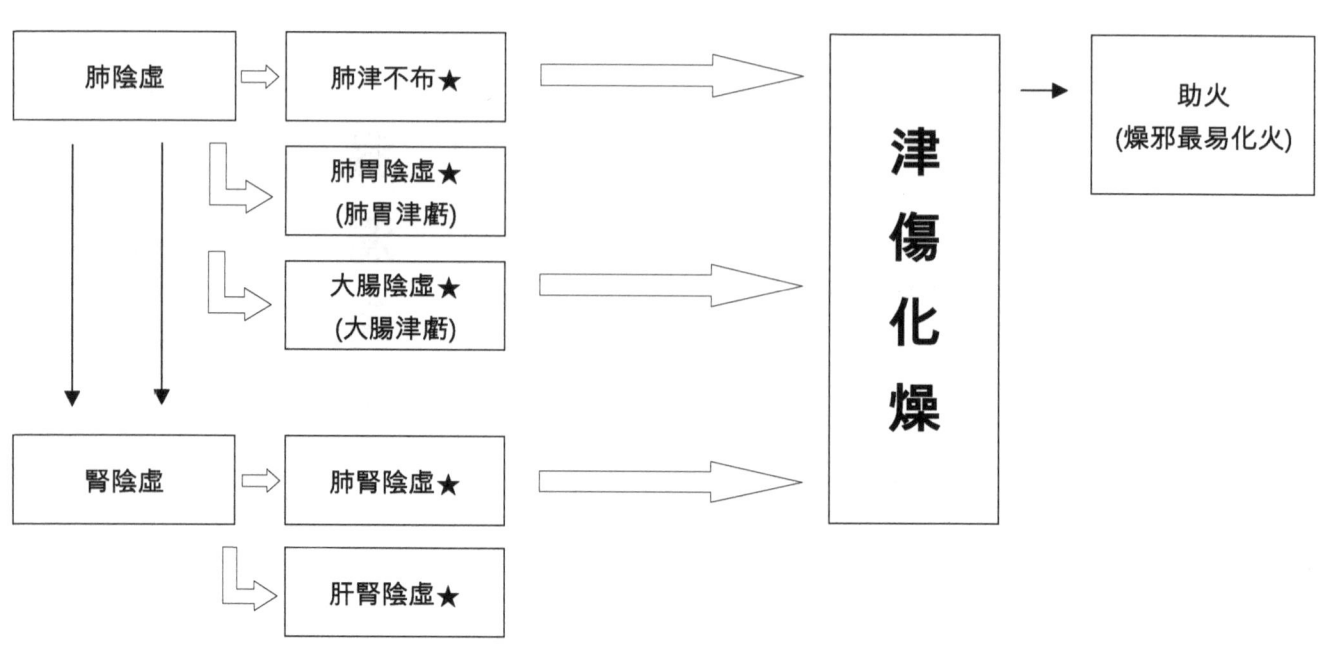

5. 내화(內火) - 화열내생(火熱內生)

(1) 화열내생의 개념
① 양기(陽氣)가 과도하게 항성하여 각종 기능이 비정상적으로 항진(亢進)된 경우를 말한다.
② 외감육음(外感六淫), 내상칠정(內傷七情), 기혈담식(氣血痰食)의 적체가 화화(化火)한 경우는 실증이다.
③ 음액(陰液) 부족으로 음허양항(陰虛陽亢) 하게 된 것은 허증이다. 실증·허증 모두 진액소모를 야기한다.

(2) 화열내생의 원인

경로	원인	발전양상	증상
1	양기과성(陽氣過盛)	화화 (化火)	장열번조(壯熱煩躁), 구건(口乾), 구고(口苦), 구갈인음(口渴引飮), 면홍목적(面紅目赤), 충혈(充血), 불안(不安), 심계정충(心悸怔忡), 복통거안(腹痛拒按), 두통(頭痛), 협통(脇痛), 변비(便祕), 발진(發疹), 설홍소태(舌紅少苔), 구창(口瘡), 설태건황(舌苔乾黃), 맥삭(脈數), 토혈(吐血)
2	사울(邪鬱)		
3	오지과극(五志過極)		
4	음허(陰虛)	내열 (內熱)	오후조열(午後潮熱), 골증(骨蒸), 오심번열(五心煩熱), 도한(盜汗), 야열(夜熱), 구건(口乾), 설홍(舌紅), 맥세삭(脈細數), 소수(消瘦)
5	음허(陰虛)	화왕 (火旺)	번조이노(煩躁易怒), 관홍(顴紅), 구건인통(口乾咽痛), 아통(牙痛), 목적(目赤), 요슬산연(腰膝酸軟), 성욕항진(性慾亢進), 유정(遺精), 이명(耳鳴), 수족심열(手足心熱), 골증조열(骨蒸潮熱) 등

※ 1 ~ 3은 실화(實火), 4~5는 허화(虛火)로 두 경우 모두 '병리적 기능 항진'과 '진액의 소모'를 유발한다.

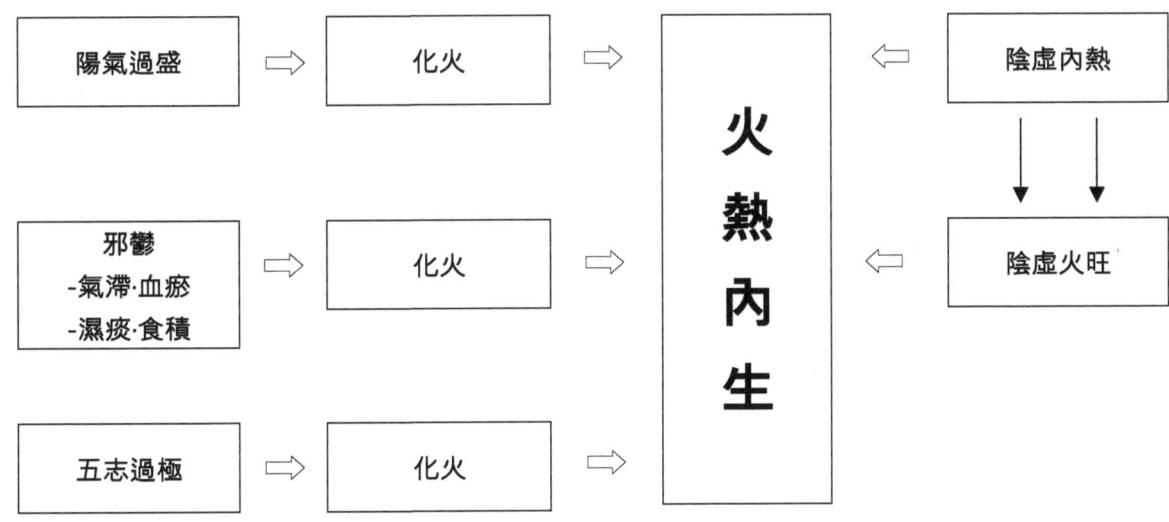

Chapter 07. 진단

01. 팔강변증

01. 팔강변증(八綱辨證)

1. 팔강변증(八綱辨證)의 개요

(1) 팔강변증의 개념

① 한의학에서 인체의 병적인 이상 상태를 진단할 때 사용하는 여덟 가지 질병 분류 기준
② 사진(四診)을 통해 증상을 종합하고 분석하여 질병의 심천(深淺), 사기(邪氣)의 성질, 정사(正邪)의 성쇠 정황을 아래의 8가지로 카테고리화 하는 작업이다. 현대적인 언어로 풀어 해석하면 아래와 같다.
  ㉠ 음(陰), 양(陽): 질병의 유형 혹은 유별(類別)을 구별하는 대표적인 강령. 전신의 물질대사 특성을 반영한다.
  ㉡ 표(表), 리(裏): 병이 발생한 병변 부위가 깊고 얕은지를 알 수 있는 강령. 병의 전변(轉變) 상태를 반영한다.
  ㉢ 한(寒), 열(熱): 질병의 양상이 열증인지 한증인지를 구분하는 강령. 체내 환경의 열역학적 상태를 반영한다.
  ㉣ 허(虛), 실(實): 정기(正氣)·사기(邪氣)의 강약을 구분하는 강령. 생리 활동과 저항력의 정상 여부를 반영한다.
③ 팔강(八綱) 중 음양(陰陽)은 질병의 대분류가 되는 총강(總綱)이며, 나머지 6강은 소분류로 통령(統領)한다.

(2) 팔강(八綱)의 분류

1) 소분류

① 표증(表證): 급작스러운 날씨 변화 혹은 심신(心身)의 피로 등에 의해 면역력이 저하된 상태에서 감기와 같은 상기도감염 및 체표 부위 감염성 질환에 노출된 상태를 말한다. 병이 몸 겉면에 있는 것으로 경증(輕症)이다.
② 리증(裏證): 체표 부위에 있던 병이 낫지 않고 발전하여 점차 몸 안으로 들어온 것. 특정 장기로 병이 진행되어 오장육부의 기능과 혈액, 체액 등의 분포에 문제가 발생한 상태다. 병이 몸 안에 있으므로 중증(重症)이다.
③ 한증(寒證): 우리 몸의 열에너지가 부족하여 체온이 낮아지고, 말초 혈관으로의 혈액순환과 소화기능이 저하된 상태이다. 열이 체내의 특정 부위에만 몰려 외부로 방산(放散)되지 못한 경우에도 나타난다. 체온저하 상태.
④ 열증(熱證): 우리 몸의 열 생산이 과다한 상태이다. 특정 부위에 여분의 열이 몰린 발열 과다 상태 혹은 체액이 부족하여 쉽게 염증이 발생하는 등 신체 기능이 항진된 상태이다. 전신 혹은 국부의 체온상승 상태.
⑤ 허증(虛證): 정신(精神), 기혈(氣血), 진액(津液) 등의 소모가 극심하거나, 영양물질의 부족으로 인체의 생리 활동과 항병력이 저하된 상태를 지칭하며, 유형이 매우 다양하다. 정기(正氣)가 허한 것으로 볼 수 있다.
⑥ 실증(實證): 대사산물인 대소변(大小便), 기혈(氣血), 체액(體液, 津液) 등의 정체로 인체 내부의 압력이 증가하거나, 스트레스로 인해 불편한 감정이 쌓여 발생하는 신체화장애를 통칭한다. 사기(邪氣)가 실한 것으로 본다.

2) 대분류

① 음증(陰證)은 [리증(裏證)·허증(虛證)·한증(寒證)]을 모두 포괄한다.
② 양증(陽證)은 [표증(表證)·실증(實證)·열증(熱證)]을 모두 포괄한다.

(3) 각 강목(綱目)의 관계적 특성

① 팔강(八綱)의 각 요소들은 상호 간에 전화(轉化)하는 특징을 가지고 있다.
: 표증(表證)에서 리증(裏證)으로 들어가 병정이 위중해질 수도 있고, 리증에서 표증로 나오며 병정이 경해질 수도 있다. 체질과 섭생에 따라, 한증(寒證)이 열증(熱證)으로 변화하며, 열증이 한증으로 변화할 수 있다.
② '음양, 표리, 한열, 허실'은 서로 밀접한 관계로서 다양하게 조합(調合)되어 나타난다.
: 표증(表證)은 표한(表寒)·표열(表熱)·표허(表虛)·표실(表實)의 구분이 있고, 표한리열(表寒裏熱) 할 수 있다.

(4) 각 강목(綱目)의 관계표-A

한열허실(寒熱虛實)과 표리(表裏)의 관계		
	표(表)	리(裏)
한증(寒證)	오한발열(惡寒發熱), 두통신통(頭痛身痛), 비색(鼻塞), 무한혹유한(無汗或有汗), 구불갈(不口渴), 설태박백(舌苔薄白), 맥부긴(脈浮緊)	외한희난(畏寒喜暖), 사지불온(四肢不溫), 면색창백(面色蒼白), 순청(脣靑), 구불갈(口不渴), 희열음(喜熱飮), 오심구토(噁心嘔吐), 복통(腹痛), 설사(泄瀉), 소변청장(小便淸長), 태백활(苔白滑), 맥침지(脈沉遲)
열증(熱證)	미오풍한(微惡風寒), 발열심(發熱甚), 유한(有汗), 경미구갈(輕微口渴), 인홍이통(咽紅而痛), 설질편홍(舌質偏紅), 맥부삭(脈浮數)	면홍이적(面紅耳赤), 순건(脣乾), 신열(身熱), 오열(惡熱), 구갈희냉음(口渴喜冷飮), 복창만(腹脹滿), 번조다언(煩躁多言), 출한(出汗), 변비(便秘), 소변단적(小便短赤), 설질홍(舌質紅), 태황조(苔黃燥), 맥홍삭(脈洪數)
허증(虛證)	오풍(惡風), 한출부지(汗出不止), 맥부완무력(脈浮緩無力), 설태박백(舌苔拍白)	신피라언(神疲懶言), 음저기단(聲低氣短), 염식(厭食), 복통희안(腹痛喜按), 두훈(頭昏), 심계(心悸), 이변실금(二便失禁), 설질담반눈(舌質淡胖嫩), 태백(苔白), 맥침약(脈沉弱)
실증(實證)	오한(惡寒), 발열(發熱), 무한(無汗), 두신통(頭身痛), 맥부긴(脈浮緊), 설태백(舌苔白)	기조(氣粗), 심번(心煩), 복창통거안(腹脹痛拒按), 변비(便秘), 소변황적(小便黃赤), 설태후(舌苔厚), 맥침실(脈沉實)

(5) 각 강목(綱目)의 관계표-B

실증(實證), 허증(虛證)과 한열(寒熱)의 관계		
	병인(病因)	증상(證狀)
실한증(實寒證)	한사침습(寒邪侵襲), 차가운 음식 과다 섭취 (過服生冷寒涼食物)	발병급(發病急), 오한(惡寒), 사지냉(四肢冷), 담다기천(痰多氣喘), 복통거안(腹痛拒按), 변비(便秘), 맥침긴(脈沉緊), 태백후니(苔白厚膩), 설청(舌靑)
허한증(虛寒證)	내상(內傷), 만성질병(久病), 양허음성(陽虛陰盛)의 경우	발병완(發病緩), 외한(畏寒), 사지냉(四肢冷), 기단핍력(氣短乏力), 복통희안(腹痛喜按), 대변당박(大便溏薄), 소변청장(小便淸長), 맥무력(脈無力), 설질담백(舌質淡白), 설체반눈(舌體胖嫩), 사지무력(四肢無力)
실열증(實熱證)	양사침습(陽邪侵襲), 뜨겁고 매운 음식 과다 섭취 (過服辛辣熱燥食物), 양기과다 체질(體內陽氣過盛)	발병급(發病急), 고열(高熱), 번갈(煩渴), 신혼(神昏), 섬어(譫語), 대변폐결(大便閉結), 복만창통거안(腹滿脹痛拒按), 설홍(舌紅), 태황(苔黃), 맥홍삭(脈洪數), 태황후조(苔黃厚燥), 소변곤난(小便困難)
허열증(虛熱證)	내상(內傷), 만성질병(久病), 음허양항(陰虛陽亢)의 경우	발병완(發病緩), 오심번열(五心煩熱), 저열(低熱), 도한(盜汗), 구건(口乾), 소수(消瘦), 사지곤권(四肢困倦), 맥세삭(脈細數), 설홍소태(舌紅少苔)

2. 팔강변증(八綱辨證) 각론

(1) 음증(陰證)

① 병을 음양(陰陽) 속성으로 나눌 때 음(陰)에 속한 병증인 한증(寒證), 허증(虛證), 이증(裏證)을 통칭한다.
② 인체의 정기(正氣, 陽氣)가 허해져 한(寒)하거나, 음한(陰寒)의 사기(邪氣)가 왕성하여 생긴 병증이다.
③ 증상의 양상이 대개 아래와 같은 특성을 지닌다.
  ㉠ 만성적(慢性的)이고 정적(靜的)이며 침강성(沈降性)을 띤다.
  ㉡ 인체의 생리 기능을 억제하여 기력결핍과 신체허약으로 치유 능력이 떨어지는 병증이다.
  ㉢ 세포·조직·기관의 기능 저하를 나타내는 퇴행성 병변이 많다.
④ 한의학적 증상표현 (허증과 실한증을 포함한다)
  ▶기허: 정신부족(精神不足), 자한(自汗), 심계기단(心悸氣短), 정충(怔忡), 신피핍력(身疲乏力), 맥허무력미약(脈虛無力微弱), 맥세약(脈細弱), 성음시아(聲音嘶啞), 체권지연(體倦肢軟), 소기라언(少氣懶言), 권태핍력(倦怠乏力), 설눈(舌嫩), 천촉(喘促), 단기(短氣), 붕루(崩漏), 변혈(便血), 피하출혈(皮下出血) 등
  ▶양허: 정신위미(精神萎靡), 식소(食少), 변당(便溏), 소변청장(小便淸長), 오경설사(五更泄瀉), 소변빈삭(小便頻數), 부종(浮腫), 요슬산연동통(腰膝酸軟疼痛), 수족궐냉(手足厥冷), 외한(畏寒), 설담반(舌淡胖) 등
  ▶혈허: 면색창백(面色蒼白), 시물불명(視物不明), 안화(眼花), 설담(舌淡), 실면다몽(失眠多夢), 건망(健忘), 지체마목(肢體麻木), 굴신불리(屈伸不利), 조갑불영(爪甲不榮), 조갑고취(爪甲枯脆) 등
  ▶음허: 구조인건(口燥咽乾), 무태(無苔), 설홍소태(舌紅少苔), 이명(耳鳴), 이롱(耳聾), 현훈(眩暈), 구순순동(口脣瞤動), 태박소진(苔薄少津), 형체소수(形體消瘦), 관홍(顴紅), 저열(低熱), 맥세삭(脈細數), 오심번열(五心煩熱), 조열(潮熱), 도한(盜汗), 활정(滑精), 근골불리(筋骨不利) 등
  ▶실한증: 면색황백혹청(面色晄白或靑), 오한전율(惡寒戰慄), 사지불온(四肢不溫), 복중냉통(腹中冷痛), 구불갈(口不渴), 희열음(喜熱飮), 완복창만냉통(脘腹脹滿冷痛), 요척산냉(腰脊酸冷), 설담태백(舌淡苔白), 맥침지(脈沉遲), 맥부긴(脈浮緊), 비연류체(鼻淵流涕), 소변청장(小便淸長), 대변당박(大便溏薄) 등

(2) 양증(陽證)

① 병을 음양(陰陽) 속성으로 나눌 때 양(陽)에 속한 병증인 열증(熱證), 실증(實證), 표증(表證)을 통칭한다.
② 정기(正氣)와 사기(邪氣)의 항쟁(抗爭)이 심해져 발열(發熱)이 심하거나, 사열(邪熱)의 사기가 왕성해서 생긴다.
③ 증상의 양상이 대개 아래와 같은 특성을 지닌다.
  ㉠ 급성적(急性的)이고 동적(動的)이며 발양성(發揚性)을 띤다.
  ㉡ 인체의 생리기능이 과항진(過亢進)되어 심신(心身)에 안정함이 없고 물질대사가 항진된다.
  ㉢ 세포·조직·기관의 기능 항진을 나타내는 급성 감염성 질환이 많다.
④ 한의학적 증상표현 (전형적인 실열증)
  ▶두면부: 면적(面赤), 두통(頭痛), 구순조열(口脣燥裂), 번갈인음(煩渴引飮), 어성조장(語聲粗壯), 설홍(舌紅), 태황조(苔黃燥), 호흡기조(呼吸氣粗), 장열(壯熱), 번갈(煩渴), 신혼(神昏), 섬어(譫語) 등

  ▶체간부: 고열(高熱), 신열(身熱), 오한(惡寒), 신열희량(身熱喜凉), 광조불안(狂躁不安), 복통거안(腹痛拒按), 맥부홍삭유력(脈浮洪數有力), 뇨단적(尿短赤), 대변비결취예(大便秘結臭穢), 복만창통(腹滿脹痛) 등

(3) 허증(虛證)
① 인체의 정기(正氣) 부족으로 인해 항병력이 저하되고, 전반적인 신체 능력 및 인지기능이 저하된 것.
② 섭생(攝生) 부조리, 부적절한 생활 습관, 과도한 기력 소모, 혹은 병정(病情)이 오래되어 발생한다.
③ 허약함, 기력 부족, 정신적·신체적 허약으로 나타나며 기허, 양허, 혈허, 음허로 나누어 볼 수 있다.
④ 한의학적 증상표현
▶ 기허: 정신부족(精神不足), 자한(自汗), 심계기단(心悸氣短), 정충(怔忡), 신피핍력(身疲乏力), 맥허무력미약(脈虛無力微弱), 맥세약(脈細弱), 설눈(舌嫩), 성음시아(聲音嘶啞), 체권지연(體倦肢軟), 소기라언(少氣懶言), 권태핍력(倦怠乏力), 천촉(喘促), 단기(短氣), 변혈(便血), 피하출혈(皮下出血)

▶ 양허: 정신위미(精神萎靡), 식소변당(食少便溏), 소변청장(小便淸長), 오경설사(五更泄瀉), 붕루(崩漏), 소변빈삭(小便頻數), 요슬산연동통(腰膝酸軟疼痛), 지냉(肢冷), 근골불리(筋骨不利), 부종(浮腫)

▶ 혈허: 면창백(面蒼白), 시물불명(視物不明), 안화(眼花), 설담(舌淡), 실면다몽(失眠多夢), 건망(健忘)

▶ 음허: 구조인건(口燥咽乾), 무태(無苔), 설홍소태(舌紅少苔), 이명·이롱(耳鳴·耳聾), 구순순동(口脣瞤動), 태박소진(苔薄少津), 형체소수(形體消瘦), 맥세삭(脈細數), 오심번열(五心煩熱), 조열(潮熱), 도한(盜汗), 활정(滑精), 관홍(顴紅), 저열(低熱) 등

(4) 실증(實證)
① 원기(元氣, 正氣)가 강하다는 뜻이 아닌, 사기(邪氣, 병 기운)의 세력이 왕성한 것.
② 병원체의 침입으로 인한 급성 열병, 기혈의 울결(鬱結), 담음(痰飮), 식적(食積) 등으로 인해 발생한다.
③ 실열증과 실한증으로 구분해 볼 수 있다.
④ 한의학적 증상표현
▶ 실열증: 고열(高熱), 면적(面赤), 신열(身熱), 오열(惡熱), 번조(煩躁), 구갈희랭음(口渴喜冷飮), 불면증(不眠症), 번갈인음(煩渴引飮), 구설미란생창(口舌彌蘭生瘡), 설첨쇄통(舌尖碎痛), 구고(口苦), 탄산(呑酸), 위완작통(胃脘灼痛), 다식선기(多食善飢), 구취변비(口臭便秘), 아은종통출혈(牙齦腫痛出血), 식입즉토(食入卽吐), 언어과다(言語過多), 광언혼란(狂言昏亂), 건해무담(乾咳無痰), 조담(稠痰), 설질홍(舌質紅), 태황후(苔黃厚), 맥홍대(脈洪大), 태황건(苔黃乾), 다몽(多夢), 맥삭실(脈數實), 맥홍삭(脈紅數), 변비(便祕), 소변난(小便難), 복통거안(腹痛拒按), 뇨황적(尿黃赤) 등

▶ 실한증: 오한전율(惡寒戰慄), 전신동통(全身疼痛), 완복창만냉통(脘腹脹滿冷痛), 복통거안(腹痛拒按), 외한파냉(畏寒怕冷), 비류청체(鼻流淸涕), 해수담다(咳嗽痰多), 용이각출(容易咯出), 애역(呃逆), 객담희박(喀痰稀薄), 구토청수(嘔吐淸水), 희열식(喜熱食), 구담불갈(口淡不渴), 면백창백(面白蒼白), 설담태백(舌淡苔白), 맥지완(脈遲緩), 지냉권와(肢冷捲臥), 근골냉통(筋骨冷痛), 관절종통(關節腫痛), 굴신불리(屈伸不利), 대변당박(大便溏薄), 소변청장(小便淸長) 등

(5) 표증(表證)
① 외감병(外感病, 감염성 질환)의 초기 상태로, 병사(病邪)가 아직 신체 내부로 침입하지 않고 기부에 있는 증후.
② 상기도감염과 기타 급성전염병의 초기에 대개 표증(表證)이 보인다. 오한발열(惡寒發熱)은 표증의 기본증후다.
③ 외사(外邪)가 기주(肌腠, 근육조직의 틈)를 통하지 않게 하므로 위기(衛氣)가 체표로 도달하지 못하고 안에 갇혀 오한(惡寒)을 느끼게 되고, 위기(衛氣)는 외사(外邪)와 상쟁(相爭)하게 되므로 발열(發熱)이 나타난다.
④ 사기의 성질에 따라 표한증(表寒證)과 표열증(表熱證), 정기의 허실에 따라 표허증(表虛證)과 표실증(表實證)으로 나눌 수 있다.
⑤ 한의학적 증상표현
▶표한증(表寒證): 오한발열(惡寒發熱), 두통(頭痛), 신통(身痛), 비연유체(鼻淵流涕), 맥부긴(脈浮緊)
▶표열증(表熱證): 미오한(微惡寒), 발열(發熱), 두통(頭痛), 건해(乾咳), 비색(鼻塞), 맥부삭(脈浮數)
▶표허증(表虛證): 표허증은 외감 풍사로 인한 표허증과 폐비기허(肺脾氣虛)에 의한 표허증이 있다.
 - 외감표허증: 오풍한(惡風寒), 발열(發熱), 두통(頭痛), 경항강직(頸項強直), 한출(汗出)
 - 내상표허증: 자한(自汗), 이우감모(易于感冒), 면색창백(面色蒼白), 기단(氣短), 설태백(舌苔白)
▶표실증(表實證): 오한발열(惡寒發熱), 두항강통(頭項強痛), 신동(身疼), 무한(無汗), 해천(咳喘)

(6) 리증(裏證)
① 사기(邪氣)가 혈맥(血脈), 장부(臟腑), 골수(骨髓) 등 내부에 심재(深在)하여 나타나는 증후.
② 순환기·소화기·내분비 등 내과(內科) 영역의 질환을 말한다. 감염성 질환도 바로 리증으로 나타날 수 있다.
③ 표층(表層)에 있던 사기(邪氣)가 리(裏)로 진입하거나, 표층을 거치지 않고 직접 내장장기에 침범하거나, 내상칠정(內傷七情)의 극심한 변화 혹은 음식, 과로 등 여러 가지 요인으로 발생한다.
④ 사기의 성질에 따라 리한증(裏寒證)과 리열증(裏熱證), 정기의 허실에 따라 리허증(裏虛證)과 리실증(裏實證)으로 나눌 수 있다.
⑤ 한의학적 증상표현
▶리한증(裏寒證): 외한희온(畏寒喜溫), 창백(蒼白), 수족냉(手足冷), 요슬산연(腰膝酸軟), 맥침지(脈沈遲)
▶리열증(裏熱證): 구갈희냉음(口渴喜冷飲), 구고(口苦), 변비(便祕), 뇨소(尿少), 설태황(舌苔黃)
▶리허증(裏虛證): 리허증은 한열(寒熱)로 구분하여 허한증(虛寒證)과 허열증(虛熱證) 2가지로 나눈다.
▶허한증(虛寒證): 면백(面白), 복통희안(腹痛喜按), 복창만(腹脹滿), 사지궐냉(四肢厥冷), 변당(便溏), 기단(氣短), 소변청장(小便淸長), 핍력(乏力), 설태백(舌苔白), 맥약(脈弱) 혹 맥침지무력(沉遲无力)
▶허열증(虛熱證): 관홍(觀紅), 목적(目赤), 두훈목현(頭暈目眩), 번조불안(煩燥不安), 오심번열(五心煩熱), 설홍소태(舌紅小笞), 맥세삭(脈細數), 실면(失眠), 다몽(多夢), 두발건고(頭髮乾枯), 골증조열(骨蒸潮熱), 건해(乾咳), 도한(盜汗), 야열(夜熱), 건해(乾咳), 담소(痰少), 이명(耳鳴), 구건(口乾)
▶리실증(裏實證): 리실증을 한열(寒熱)로 구분하여 실한증(實寒證)과 실열증(實熱證) 2가지로 나눈다.
 - 실한증(實寒證): 오한희온(惡寒喜溫), 복통거안(腹痛拒按), 사지궐냉(四肢厥冷), 구담연다(口淡涎多), 해수(咳嗽), 설태백윤(舌苔白潤), 맥지혹긴(脈遲或緊), 면창백(面蒼白), 장명음심(腸鳴音甚), 설사(泄瀉)
 - 실열증(實熱證): 번갈희냉음(煩渴喜冷飲), 면홍목적(面紅目赤), 신열희량(身熱喜凉), 광조불안(狂躁不安), 구순조열(口脣燥熱), 어성조잡(語聲粗雜), 신혼(神昏), 섬어(譫語), 복만창통거안(腹滿脹痛拒按), 구고(口苦), 호흡기조(呼吸氣粗), 맥홍활삭실(脈洪滑數實), 대변비결(大便秘結), 뇨소(尿少)

Chapter 07. 진단

02. 장부변증

02. 장부변증(臟腑辨證)

1. 장부변증(臟腑辨證)의 개요

(1) 장부변증의 의미
: 장부의 생리 특성 및 병리적 특징을 기초로 오장육부의 음양(陰陽), 기혈(氣血), 한열(寒熱), 허실(虛實) 등의 변화를 분별하여 어느 장부에 속한 병인가를 가려내는 과정이다.

(2) 간병(肝病) 변증 개요
 ① 간의 양(陽)·기(氣) 관련 병증
 · 간기울결증(肝氣鬱結證)
 · 간화상염증(肝火上炎證)
 · 간풍내동증(肝風內動證)

 ② 간의 음(陰)·혈(血) 관련 병증
 · 간혈허증(肝血虛證)
 · 간음허증(肝陰虛證)
 · 간양상항증(肝陽上亢證)

 ③ 간병 기타 병증
 · 한체간맥증(寒滯肝脈證, 寒滯肝經證)
 · 간경습열증(肝經濕熱證)

(3) 심병(心病) 변증 개요
 ① 심의 양(陽)·기(氣) 관련 병증
 · 심기허증(心氣虛證, 心氣虧虛證, 心氣虛證)
 · 심양허증(心陽虛證, 心陽不足證)
 · 심혈어저증(心血瘀阻證)

 ② 심의 음(陰)·혈(血) 관련 병증
 · 심음허증(心陰虛證)
 · 심혈허증(心血虛證)
 · 심화항성증(心火亢盛證)

 ③ 심병 기타 병증
 · 수기능심증(水氣凌心證)
 · 담미심규증(痰迷心竅證)
 · 담화요심증(痰火擾心證)

(4) 비병(脾病) 변증 개요
  ① 비의 양(陽)·기(氣) 관련 병증
  · 비기허증(脾氣虛證)
  · 비기하함증(脾氣下陷證)
  · 비불통혈증(脾不統血證)

  · 비양허증(脾陽虛證)
  · 한습곤비증(寒濕困脾證, 濕困脾陽證)

  ② 비의 음(陰)·혈(血) 관련 병증
  · 비음허증(脾陰虛證)

(5) 폐병(肺病) 변증 개요
  ① 폐의 양(陽)·기(氣) 관련 병증
  · 폐기허증(肺氣虛證)
  · 폐기쇠절증(肺氣衰絶證)
  · 폐양허증(肺陽虛證)

  ② 폐의 음(陰)·혈(血) 관련 병증
  · 폐음허증(肺陰虛證)
  · 폐기음양허증(肺氣陰兩虛證)

  ③ 폐병 기타 병증
  · 담열옹폐증(痰熱壅肺證)
  · 풍한속폐증(風寒襲肺證)
  · 풍열범폐증(風熱犯肺證)

  · 조사범폐증(燥邪犯肺證)
  · 한담조폐증(寒痰阻肺證)
  · 수한범폐증(水寒犯肺證)

(6) 신병(腎病) 변증 개요
  ① 신의 양(陽)·기(氣) 관련 병증
  · 신기허증(腎氣虛證)
  · 신기불고증(腎氣不固證)
  · 신불납기증(腎不納氣證)

  · 신양허증(腎陽虛證)
  · 신허수범증(腎虛水泛證)
  · 신음양구허증(腎陰陽俱虛證)

  ② 신의 음(陰)·정(精) 관련 병증
  · 신음허증(腎陰虛證)
  · 신정허증(腎精虛證)

2. 간병변증(肝病辨證)

(1) 간의 양(陽)·기(氣) 관련 병증

① 간기울결증(肝氣鬱結證)

: 정신억울(精神抑鬱), 심번이노(心煩易怒), 협늑창통(脇肋脹痛), 선태식(善太息), 흉민(胸悶), 다의욕곡(多疑欲哭), 유방창통(乳房脹痛), 소복창통(少腹脹痛), 설홍(舌紅), 월경부조(月經不調), 맥현(脉弦) 등

② 간화상염증(肝火上炎證)

: 현훈이명(眩暈耳鳴), 목적종통(目赤腫痛), 두창통(頭脹痛), 번조이노(煩躁易怒), 면홍구고(面紅口苦), 협록작통(脇肋灼痛), 실면다몽(失眠多夢), 맥현삭(脈弦數), 구갈(口渴), 소변단적(小便短赤), 대변비결(大便秘結), 설홍태황(舌紅苔黃) 등

③ 간풍내동증(肝風內動證)

: 허증은 허풍내동(虛風內動), 실증은 열성동풍(熱盛動風). 추축진전(抽搐震顫), 현훈이명(眩暈耳鳴), 지마(肢麻) 등

(2) 간의 음(陰)·혈(血) 관련 병증

① 간혈허증(肝血虛證)

: 시물혼화(視物昏花), 지체마목(肢體麻木), 근맥구련(筋脈拘攣), 조갑고취(爪甲枯脆), 면색담백소화(面色淡白少華), 야맹(夜盲), 현훈(眩暈), 협록면면작통(脇肋綿綿作痛), 근척육순(筋惕肉瞤), 구순지갑담백(口脣指甲淡白), 이명(耳鳴), 설질담(舌質淡), 맥세(脈細), 월경량소이색담(月經量少而色淡) 등

② 간음허증(肝陰虛證)

: 두운안화(頭暈眼花), 양목건삽(兩目乾澁), 면부홍열(面部烘熱), 오심번열(五心煩熱), 관홍(顴紅), 구인건조(口咽乾燥), 조열도한(潮熱盜汗), 협늑은은작통(脇肋隱隱灼痛), 설홍소진(舌紅少津), 맥현세이삭(脈弦細而數), 수족유동(手足蠕動).

③ 간양상항증(肝陽上亢證)

: 양항(陽亢), 음허(陰虛), 신음부족(腎陰不足)의 증상이 모두 나타난다.
번조이노(煩躁易怒), 두통창감(頭痛脹感), 면적홍열(面赤烘熱), 설질홍(舌質紅), 실면다몽(失眠多夢), 현훈(眩暈), 이명(耳鳴), 두중각경(頭重脚輕), 요슬산연(腰膝酸軟), 인건구조(咽乾口燥), 맥현세삭(脈弦細數) 등

(3) 간의 기타 병증

① 한체간맥증(寒滯肝脈證)

: 통인고환(痛引睾丸), 외한의난(畏寒喜暖), 소복창통(少腹脹痛), 음낭냉축(陰囊冷縮), 형한지냉(形寒肢冷), 구담불갈(口淡不渴), 소변청장(小便淸長), 설태백활(舌苔白滑), 맥침현(脈沈弦)

② 간경습열증(肝經濕熱證)

: 번조이노(煩躁易怒), 구고음식무미(口苦飲食無味), 협록창통(脇肋脹痛), 구오복창(嘔惡腹脹), 소변단적(小便短赤), 한열왕래(寒熱往來), 고환종창열통(睾丸腫脹熱痛), 대하황취(帶下黃臭), 외음소양(外陰瘙痒), 대변불상(大便不爽), 설태황니(舌苔黃膩), 맥현활삭(脈弦滑數) 등

(4) 간 병증 도표해

병증		병기	증상
간기 울결 (肝氣 鬱結)	울어본경 (鬱於本經)	情志不舒 惱怒傷肝	脇部脹痛 胸悶 善太息 婦女乳房脹痛
	담기울결 (痰氣鬱結)	痰氣鬱結而上逆	肝鬱症狀 外 咽中梗塞 喀不出嚥不下
	기체혈어 (氣滯血瘀)	氣血鬱結 脈絡受阻	肝鬱症狀 外 面色晦暗 脇肋脹滿 或 刺痛 肝脾腫大
	간기범위 (肝氣犯胃)	肝氣鬱滯 病及於胃 胃失和降	肝鬱症狀 外 胃脘脹痛 食少 呃逆吞酸
	간기승비 (肝氣乘脾)	肝氣鬱滯 肝木乘脾 脾失健運	肝鬱症狀 外 腹脹 腹痛 腸鳴 泄瀉
간화상염(肝火上炎)		氣鬱化火	頭痛 眩暈 耳聾 耳鳴 易怒 面紅目赤 口苦脇肋作痛 甚則喀血 吐血 衄血
간경습열(肝經濕熱)		濕熱內蘊 肝膽疏泄不利 膽汁外溢	濕熱傷脾症狀 胸脇滿悶 疼痛 睾丸紅腫熱痛 女子帶下黃色 腥臭 外陰部搔痒
한체간맥(寒滯肝脈)		寒邪侵襲肝脈 而致氣血凝滯	小腹脹痛 牽引睾丸 或 睾丸脹大 下墮 或 睾丸囊縮
간풍내동 (肝風內動)	간양화풍 (肝陽化風)	陰虛陽亢 肝風內動	眩暈欲仆 頭痛如掣 肢麻震顫 言語不利 或 猝然昏仆 半身不遂
	열극생풍 (熱極生風)	熱邪熾盛 燔灼肝絡 筋脈失養 熱陷心包	高熱神昏抽搐 角弓反張
	혈허생풍 (血虛生風)	肝血虛衰 血不養肝 不能濡養筋脈	頭目眩暈 視物模糊 面色萎黃 手臂發麻 或 突然手足搐搦 牙關緊急
간혈허 (肝血虛)		生血不足 或 失血過多 或 久病耗傷肝血	面色不華 眩暈 多夢 耳鳴 視物模糊 肢體麻木 爪甲不榮 月經量少 或 經閉
간음허 (肝陰虛)		肝陽不足 陰虛有熱	肝血虛證 外 低熱 顴紅 盜汗 心煩
간양상항 (肝陽上亢)		肝陰不足 陰虛不能制陽 肝陽上亢	肝陰虛證 外 頭目脹滿 眩暈 耳鳴

(5) 간 병증의 관계도 (※ 참고문헌: 한의병리학 교재편찬위원회. (2022). 『한의병리학』. 한의문화사.)

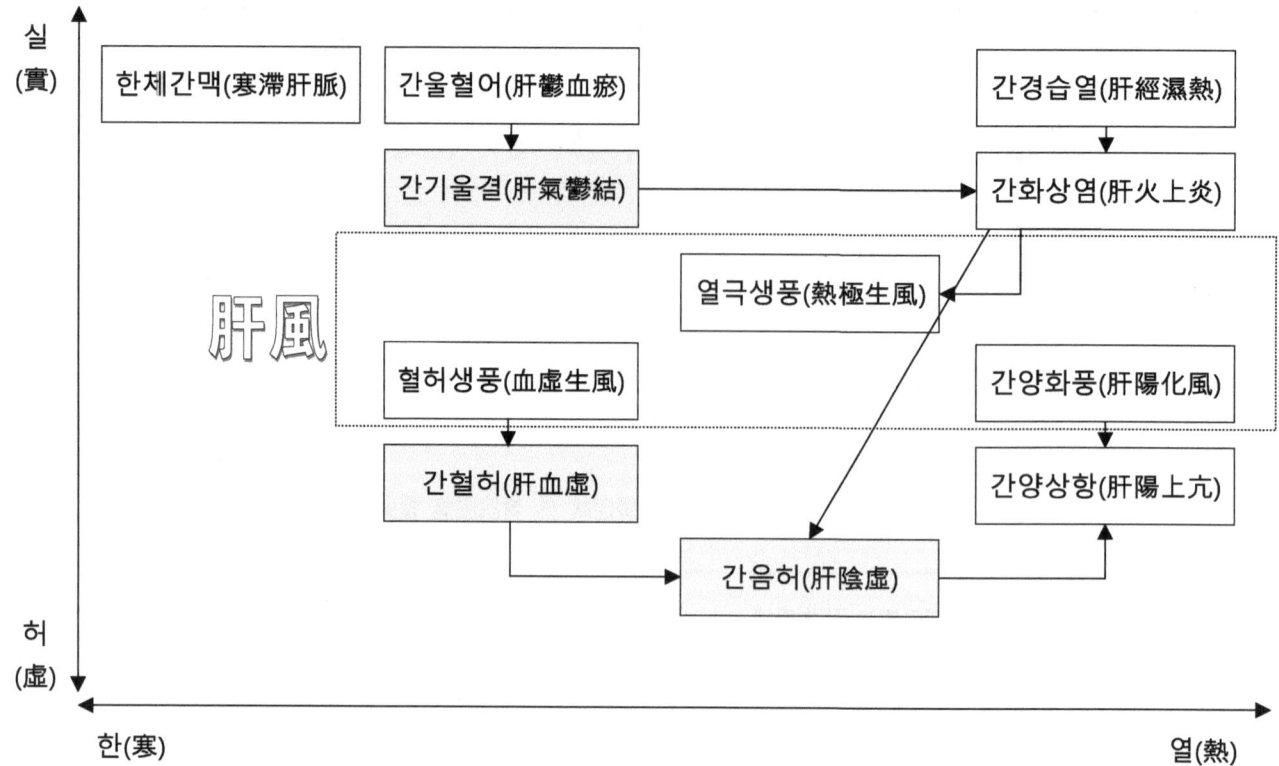

(6) 간계 병증의 주요 증상

간병 명칭		주요증상
간양(肝陽) 간기(肝氣) 실조	간기울결 (肝氣鬱結)	협늑창통(脇肋脹痛), 심번이노(心煩易怒), 정신억울(精神抑鬱), 흉민(胸悶), 선태식(善太息)
	간기횡역 (肝氣橫逆)	간위불화(肝胃不和): 현훈(眩暈), 협통(脇痛), 애기(噯氣), 구토(嘔吐), 애역(呃逆) 간비불화(肝脾不和): 현훈(眩暈), 이노(易怒), 식소(食少), 설사(泄瀉), 완복창통(脘腹脹痛)
	간화상염 (肝火上炎)	두통목적(頭痛目赤), 급조이노(急躁易怒), 이명이롱(耳鳴耳聾), 토혈객혈(吐血喀血)
간음(肝陰) 간혈(肝血) 실조	간혈휴허 (肝血虧虛)	근실양(筋失養): 지체마목불인(肢體麻木不仁), 관절굴신불리(關節屈伸不利), 근련(筋攣) 눈실양(目失養): 목화(目花), 양목건삽(兩目乾澁), 시물모호(視物模糊), 야맹증(夜盲症)
	간양상항 (肝陽上亢)	양항(陽亢): 현훈(眩暈), 이명(耳鳴), 면적홍열(面赤紅熱), 두통창감(頭痛脹感), 설홍(舌紅) 음허(陰虛) 및 신음부족(腎陰不足): 번조이노(煩燥易怒), 요슬산연(腰膝酸軟), 인건(咽乾)
	간풍내동 (肝風內動)	현훈(眩暈), 추축(抽搐), 동요(動搖), 진전(震顫), 이명(耳鳴), 사지마목(四肢麻木)

(7) 간병에 동반되는 기타 장부의 증상

겸증 명칭	주요증상과 변증 요점
간비불화(肝脾不和)	스트레스성 소화불량 증상으로 설사, 복통, 장명 등의 증상이 나타난다.
간기범위(肝氣犯胃)	스트레스성 소화불량 증상으로 구토, 트림, 신물이 올라오는 등의 증상이 나타난다.
간화범폐(肝火犯肺)	스트레스성 호흡기질환 증상으로 과호흡, 기침, 천식, 어지럼증 등이 나타난다.
심간혈허(心肝血虛)	스트레스성 공황장애 증상으로 불안하고, 꿈을 자주 꾸며, 심계항진이 나타난다.
간신음허(肝腎陰虛)	스트레스성 만성피로증후군으로 체액고갈로 인한 허열감, 현기증, 관절통이 나타난다.
심담허겁(心膽虛怯)	스트레스성 불안장애 증상으로 신경쇠약증, 불면, 담즙 역류성 위염 등이 나타난다.

3. 심병변증(心病辨證)

(1) 심의 양(陽)·기(氣) 관련 병증

① 심기허증(心氣虛證)
: 심계(心悸), 기단(氣短), 면색창백(面色蒼白), 소기나언(少氣懶言), 동즉우심(動則尤甚), 신피무력(神疲無力), 외풍자한(畏風自汗), 흉민(胸悶), 심흉은통(心胸隱痛), 설질담(舌質淡), 어성저미(語聲低微), 설질담(舌質淡), 맥세미(脈細微)

② 심양허증(心陽虛證)
: 면황백(面晄白), 심계기단(心悸氣短), 동즉기촉(動則氣促), 형한지냉(形寒肢冷), 심흉별민(心胸憋悶), 소기라언(少氣懶言), 외풍자한(畏風自汗), 뇨청변당(尿淸便溏), 설질담(舌質淡), 태박백(苔薄白), 맥침지(脈沈遲)

③ 심혈어조증(心血瘀阻證)
: 심흉자통(心胸刺痛), 상지방사통(上肢放射痛), 사지역랭(四肢逆冷), 설질자암(舌質紫暗), 태소(苔少)

(2) 심의 음(陰)·혈(血) 관련 병증

① 심음허증(心陰虛證)
: 심계(心悸), 심번(心煩), 실면(失眠), 건망(健忘), 촉사이경(觸事易驚), 설홍소진(舌紅少津), 도한(盜汗), 오심번열(五心煩熱), 구건(口乾), 설홍소진(舌紅少津), 맥삭혹촉(脈數或促)

② 심혈허증(心血虛證)
: 심계정충(心悸怔忡), 구순지갑담백(口脣指甲淡白), 면색담백무화(面色淡白無華), 경척불안(驚惕不安), 실면다몽(失眠多夢), 위황(萎黃), 건망(健忘), 설질담(舌質淡), 맥세(脈細)

③ 심화항성증(心火亢盛證)
: 번민(煩悶), 실면(失面), 구설생창(口舌生瘡), 인조(咽燥), 맥삭(脈數), 객혈(喀血), 설첨홍(舌尖紅)

(3) 심의 기타 병증

① 수기능심증(水氣凌心證)
: 심계기단(心悸氣短), 심황(心慌), 기단(氣短), 천식불능평와(喘息不能平臥), 심신불안(心神不安), 주신부종(周身浮腫), 면색광백(面色晄白), 신피권태(神疲倦怠), 흉완비만(胸脘痞滿), 외한지랭(畏寒肢冷), 소변단소청백(小便短少淸白), 맥침세(脈沈細), 설담체반(舌淡體胖), 해천담명(咳喘痰鳴), 태백활(苔白滑), 흉만기촉(胸滿氣促), 심계이경(心悸易驚), 심번불매(心煩不寐), 요슬산통(腰膝酸痛), 음낭수종(陰囊水腫), 뇨소(尿少)

② 담미심규증(痰迷心竅證)
: 의식모호(意識模糊), 언어불청(言語不請), 양목상시(兩目上視), 졸도(卒倒), 인사불성(人事不省), 후중담명(喉中痰鳴), 수족추축(手足抽搐), 구토담연(嘔吐痰涎), 천급(喘急), 녹록유성(漉漉有聲)

※ 담미심규증은 신경계 감염, 정신분열증, 조현증, 뇌염, 뇌막염, 뇌출혈 혹은 뇌혈관 이상 등에서 볼 수 있다.

③ 담화요심증(痰火擾心證)
: 신지불청(神志不淸), 심계심번(心悸心煩), 면적기조(面赤氣粗), 실면다몽(失眠多夢), 변비뇨적(便秘尿赤), 광망조동(狂妄躁動), 곡소무상(哭笑無常), 타인훼물(打人毀物), 호호노매(呼號怒罵), 호언난어(胡言亂語), 설질홍태황후이(舌質紅苔黃厚膩), 맥활삭(脈滑數)

※ 담미심규증, 담화요심증 모두 정신신경장애증상을 나타낸다. 담화요심증은 화로 인한 증상이 두드러진다.

(4) 심 병증 도표해

병증	병기	증상
심기허 (心氣虛)	心氣虛衰 氣血虧損	心悸 氣短 自汗 活動後加重 面色脹腫 身體乏力 脈沈細少力 或 結代
심양허 (心陽虛)	心氣虛甚則 心陽虛	心悸 氣短 自汗 活動後加重 形寒肢冷 心胸憋悶(絞痛·刺痛) 脈細無力 或 結代
심혈어조 (心血瘀阻)	心血凝滯 脈道不通	心胸刺痛, 上肢放射痛, 四肢逆冷, 舌質紫暗, 苔少, 脈微細
수기능심 (水氣凌心)	脾腎陽虛 氣化障礙 水氣上逆 積於胸膈	心悸氣短, 心慌, 氣短, 喘息不能平臥, 心神不安, 周身浮腫, 面色晄白, 神疲倦怠, 畏寒肢冷, 小便短少淸白, 脈沈細, 舌淡體胖
담미심규 (痰迷心竅)	痰濁 阻閉 心竅(心包)	意識模糊, 言語不請, 兩目上視, 卒倒, 人事不省, 喉中痰鳴, 手足抽搐, 嘔吐痰涎, 喘急, 漉漉有聲
담화요심 (痰火擾心)	痰火 擾亂 心神	神志不淸, 心悸心煩, 面赤氣粗, 失眠多夢, 便秘尿赤, 狂妄躁動, 哭笑無常, 打人毀物, 胡言亂語, 舌質紅苔黃厚膩, 脈滑數
심혈허 (心血虛)	失血 或 生化不足 心失所養	心悸 怔忡 心煩 失眠多夢 健忘 面色不華 舌脣色淡
심음허 (心陰虛)	心陰不足 心陽偏亢 虛火內生	心悸 心煩 失眠 易驚 低熱 盜汗 五心煩熱 口乾咽燥 舌紅少津 顴紅
심화항성 (心火亢盛)	心陰虛衰 心陽偏盛 心火旺	煩悶, 失面, 口舌生瘡, 咽燥, 脈數, 喀血, 舌尖紅

(5) 심 병증의 관계도 (※ 참고문헌: 한의병리학 교재편찬위원회. (2022). 『한의병리학』. 한의문화사.)

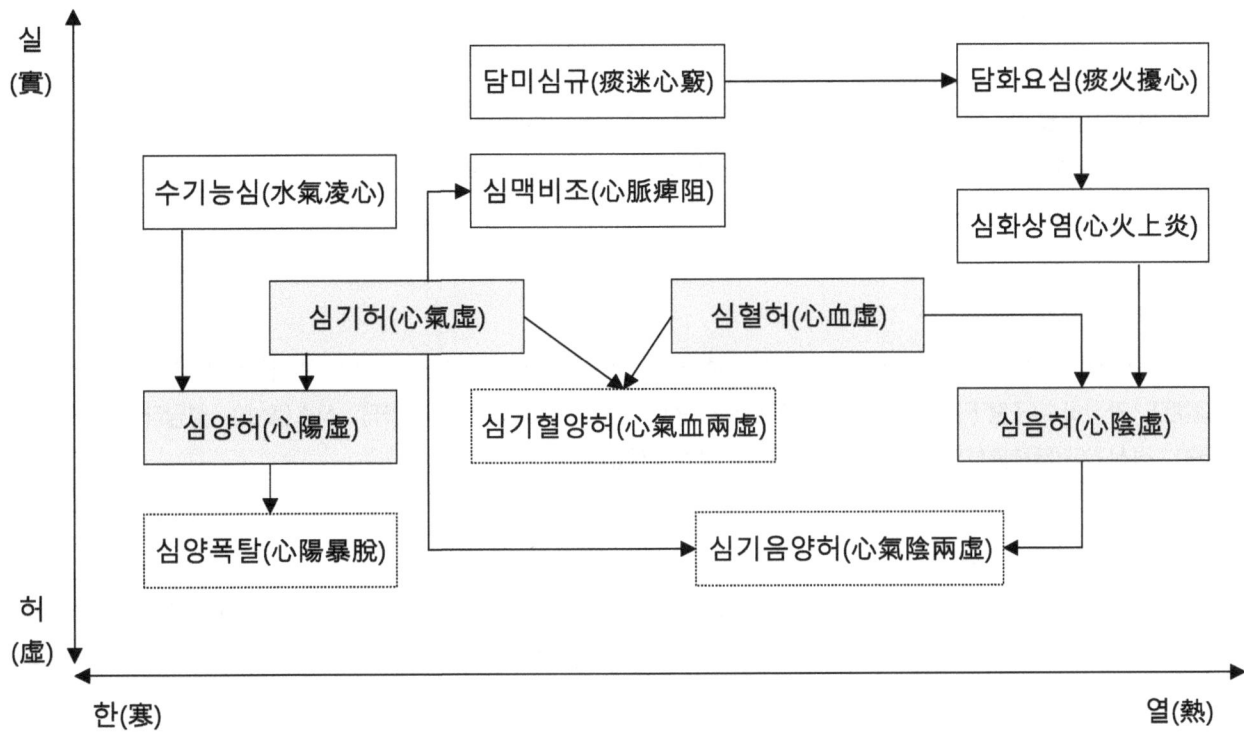

(6) 심계 병증의 주요 증상

심병 명칭		주요 증상
심양(心陽) 심기(心氣) 실조	심양기편성 (心陽氣偏盛)	*심화항성(心火亢盛)이라고 하며 아래와 같은 증상들을 동반한다. ·이열(移熱): 구설미란(口舌糜爛), 설첨쇄통(舌尖碎痛), 뇨황적(尿黃赤), 작열동통(灼熱疼痛) ·조요심신(躁擾心神): 심계심번(心悸心煩), 실면다몽(失眠多夢), 광언(狂言) ·혈류가속(脉流薄疾): 맥삭(脈數), 혈열망행(血熱妄行), 객혈(喀血), 뉵혈(衄血) (*심기허: 순환기능 저하로 심근의 산소결핍, 뇌의 흥분성저하, 무력감 등이 나타난다.)
	심양기편쇠 (心陽氣偏衰)	*심양부진(心陽不振)이라고 하며 아래와 같은 증상들을 동반한다. ·심신부족(心神不足): 선공(善恐), 희노(喜怒), 좌와불안(坐臥不安), 불면(不眠), 다몽(多夢) ·혈맥한체(血脈寒滯): 혈어(血瘀), 형한지냉(形寒肢冷), 심흉별민동통(心胸憋悶疼痛)
심음(心陰) 심혈(心血) 실조	심음부족 (心陰不足)	·동요심신(搖動心神): 심번(心煩), 실면(失眠), 건망(健忘), 이경(易驚) ·음허내열(陰虛內熱): 오심번열(五心煩熱), 도한(盜汗), 맥세삭(脈細數), 설홍소태(舌紅小笞)
	심혈허 (心血虛)	·불능양심(不能養心): 두훈(頭暈), 심계(心悸), 불면(不眠), 면백(面白), 건망(驚恐) ·심신실양(心神失養): 정신부진(精神不振), 신사황홀(神思恍惚), 실면다몽(失眠多夢)
	심혈어조 (心血瘀阻)	·담탁응체(痰濁凝滯): 심흉별민동통(心胸憋悶疼痛), 심전구폭통(心前區暴痛), 지냉(肢冷)

(7) 심병에 동반되는 기타 장부의 증상

겸증 명칭	주요증상과 변증 요점
심간혈허(心肝血虛)	심혈허증(心悸·健忘·面白)과 간혈허증(頭暈·夜盲·麻木·筋脈拘急)이 동시에 보인다.
심담허겁(心膽虛怯)	심기부족(驚悸怔忡·夢寐不寧)에 담기부족(如人將捕之·易驚)이 동반된다.
심폐양허(心肺兩虛)	심폐는 밀접하여 심계기단(心悸氣短), 해수(咳嗽), 동즉기천(動則氣喘)이 보인다.
심비양허(心脾兩虛)	심혈허증(心悸·失眠·健忘)과 비위기허증(面色不華·食少倦怠·食少)이 동반된다.
심신양허(心腎陽虛)	심양허·신양허로 수기능심(水氣凌心), 전신허한증상(面色不華·肢冷·畏寒)이 보인다.
심신불교(心腎不交)	심번(心煩), 다몽유정(多夢遺精) 등 심화항(心火亢)·신음허(腎陰虛) 증상이 보인다.
심신음허(心腎陰虛)	심음허(心煩·多夢)·신음허(腰膝痠軟·耳鳴)가 동반되는 심신불교의 이전 단계.

4. 비병변증(脾病辨證)

(1) 비의 양(陽)·기(氣) 관련 병증

① 비기허증(脾氣虛證)
: 기단라언(氣短懶言), 면색위황(面色萎黃), 음식부진(飮食不振), 식후복창(食後腹脹), 대변당박(大便溏薄), 권태(倦怠), 사지권태(四肢倦怠), 지체부종(肢體浮腫), 소변불리(小便不利), 월경양소색담(月經量少色淡), 심즉폐경(甚則閉經), 설담태백(舌淡苔白), 맥완약(脈緩弱)

② 비기하함증(脾氣下陷證)
: 식입즉창(食入則脹), 기단무력(氣短無力), 완복중추(脘腹重墜), 위하수(胃下垂), 변의빈삭(便意頻數), 구사탈항(久瀉脫肛), 자궁하수(子宮下垂), 두훈목현(頭暈目眩), 언어저미(言語低微), 자한(自汗), 식소(食少), 설담태박백(舌淡苔薄白), 정신권태(精神倦怠), 대변당설(大便溏泄), 맥허약(脈虛弱)

③ 비불통혈증(脾不統血證)
: 혈변(血便), 붕루(崩漏), 육혈(衄血), 설담태백(舌淡苔白), 면색창백(面色蒼白), 대변당설(大便溏泄), 식소(食少), 위황(萎黃), 피부자반(皮膚紫斑), 월경과다(月經過多), 식후창만(食後脹滿), 권태무력(倦怠無力), 소수(消瘦), 단기라언(短氣懶言), 수족불온(手足不溫), 맥유세약(脈濡細弱)

④ 비양허증(脾陽虛證)
: 외한(畏寒), 지냉(肢冷), 식소(食少), 변당(便溏), 복창(腹脹), 대변희당(大便稀溏), 오경설사(五更泄瀉), 부종(浮腫), 권태핍력(倦怠乏力), 붕루(崩漏), 변혈(便血), 피하출혈(皮下出血), 설담(舌淡), 맥세약(脈細弱)

(2) 비의 음(陰)·혈(血) 관련 병증

① 비음허(脾陰虛)
: 식후복창(食後腹脹), 구건소진(口乾少津), 식소(食少), 대변비결(大便秘結), 권태무력(倦怠無力), 단기라언(短氣懶言), 순설건조(脣舌乾燥), 구갈희음(口渴喜飮), 설건태소(舌乾苔少), 저열(低熱), 맥세약(脈細弱)

(3) 비의 기타 병증

① 한습곤비증(寒濕困脾證)
: 두신곤중(頭身困重), 구담불갈(口淡不渴), 완복창민(脘腹脹悶), 복통당사(腹痛溏瀉), 불사음식(不思飮食), 오심욕토(惡心欲吐), 구점무미(口粘無味), 지체부종(肢體浮腫), 면색회황(面色晦黃), 여성대하면면(女性帶下綿綿), 설반태백이(舌胖苔白膩), 맥유완(脈濡緩)

② 습열상비증(濕熱傷脾證, 濕熱蘊脾證)
: 완복비민오뇌(脘腹痞悶懊憹), 구고(口苦), 구점(口粘), 구오(嘔惡), 토출음식물 미산고(吐出飮食物味酸苦), 식소(食少), 변당취예(便溏臭穢), 지체곤중(肢體困重), 소변단적(小便短赤), 면목기부발황(面目肌膚發黃), 피부소양(皮膚搔痒), 신열기복(身熱起伏), 한출열불해(汗出熱不解), 설태황이(舌苔黃膩), 맥활삭(脈滑數)

(4) 비 병증 도표해

병증	병기	증상
비기허 (脾氣虛)	脾氣虛弱 脾失健運	面色萎黃 四肢倦怠 食慾不振 食後脘腹脹滿 噯氣 吐酸 嘔吐 浮腫 便溏 或稀便 舌淡嫩 或有齒痕 苔白 脈虛緩而無力
비양허 (脾陽虛)	陽氣虛甚則寒 甚則 致腎陽虛	脘腹脹滿而冷痛 喜溫喜按 肢冷倦怠 納呆 嘔吐 淸穀泄瀉 面色萎黃少華 水腫 婦女白帶下多量流出 質稀薄 舌淡 苔薄白 脈沈細 或細弱
비기하함 (脾氣下陷)	脾陽 升擧無力 氣虛 氣陷證 出現	聲低氣短 脘腹墮脹 脫肛 子宮下垂 胃下垂 小便淋漓不盡 久泄 消瘦乏力 舌淡苔白 脈緩無力
비불통혈 (脾不統血)	脾氣虛弱 不能統攝血液 出血證 出現	便血 尿血 月經過多 崩漏 衄血 納呆 脘腹脹滿 便溏 神疲肢倦 面色萎黃 或蒼白 眩暈 氣短 心悸 舌質淡 脈細弱
비음허 (脾陰虛)	胃陰虛 脾氣運化失調 *전신성 영양장애	食後腹脹, 口乾少津, 食少, 大便秘結, 倦怠無力, 短氣懶言, 脣舌乾燥, 口渴喜飮, 舌乾苔少, 低熱, 脈細弱
한습곤비 (寒濕困脾)	脾氣虛 運化無力 加 寒濕邪	胃脘脹悶 納呆 頭重如裹 肢體困倦 大便溏泄 白帶下過多 浮腫 脘腹綿綿作痛 口淡粘膩 喜熱飮 舌苔粘膩 脈弱細或緩 皮膚暗黃(陰黃)
습열상비 (濕熱傷脾)	濕熱 蘊結於中焦	脘腹痞悶懊憹, 口苦, 口粘, 嘔惡, 食少, 便溏臭穢, 肢體困重, 小便短赤, 面目肌膚發黃, 皮膚搔痒, 身熱起伏, 汗出熱不解, 舌苔黃膩, 脈滑數

(5) 비 병증의 관계도 (※ 참고문헌: 한의병리학 교재편찬위원회. (2022). 『한의병리학』. 한의문화사.)

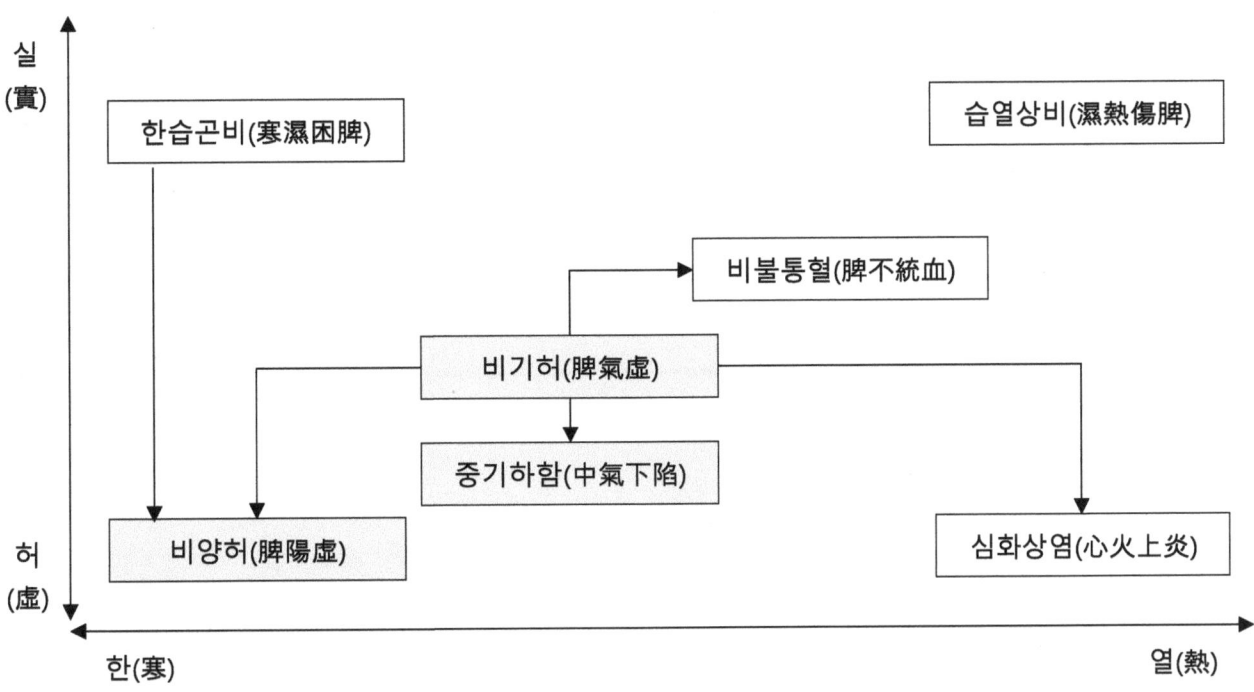

(6) 비계 병증의 주요 증상

비병 명칭		주요 증상
비양(脾陽) 비기(脾氣) 실조	비기허약 (脾氣虛弱)	·비실건운(脾失建運): 복만(腹滿), 식소변당(食少便溏), 면색위황(面色萎黃) ·비불통혈(脾不統血): 출혈(出血), 중기하함(中氣下陷), 사지권태(四肢倦怠)
	비양허쇠 (脾陽虛衰)	복중냉통(腹中冷痛), 지체부종(肢體浮腫), 식소(食少), 대변희박(大便稀薄)
	수습중조 (水濕中阻)	·협한(挾寒): 대변희당(大便稀溏), 오경설사(五更泄瀉), 부종(浮腫), 지냉(肢冷) ·협열(挾熱): 구고(口苦), 번갈(煩渴), 소변열통적삽(小便熱痛赤澁), 황달(黃疸)
비음(脾陰) 실조	비음허 (脾陰虛)	*비음허는 비기(脾氣)의 운화기능 장애와 위음(胃陰)이 부족한 증상을 의미한다. ·비기허(脾氣虛): 복창변당(腹脹便溏), 권태핍력(倦怠乏力), 면색위황(面色萎黃) ·위음부족(胃陰不足): 식소(食少), 구건애역(乾嘔呃逆), 설홍소태(舌紅少苔)

(7) 비병에 동반되는 기타 장부의 증상

겸증 명칭	주요증상과 변증 요점
간비불화(肝脾不和)	양협창통(兩脇脹痛), 식욕부진(食欲不振), 번조이노(煩躁易怒)
간기범위(肝氣犯胃)	두통(頭痛), 목적(目赤), 구토(嘔吐), 위완비만작통(胃脘痞滿灼痛), 협창통(脇脹痛)
심비양허(心脾兩虛)	·심혈허(心血虛): 심계정충(心悸怔忡), 두훈(頭暈), 실면(失眠), 건망(健忘) ·비위기허(脾胃氣虛): 식소권태(食少倦怠), 면색불화(面色不華), 복창만(腹脹滿)
비신양허(脾腎陽虛)	하리청곡(下利淸穀), 오경설(五更泄), 요슬냉통(腰膝冷痛), 부종(浮腫), 지냉(肢冷)
비위습열(脾胃濕熱)	완복비민오뇌(脘腹痞悶懊憹), 구고(口苦), 식소(食少), 변당취예(便溏臭穢)
폐비양허(肺脾兩虛)	해수기단(咳嗽氣短), 담다청백(痰多淸白), 복창변당(腹脹便溏), 면색무화(面色無華)

4. 폐병변증(肺病辨證)

(1) 폐의 양(陽)·기(氣) 관련 병증

① 폐기허증(肺氣虛證)
: 해천무력(咳喘無力), 동즉기단(動則氣短), 면색황백(面色晄白), 단기(短氣), 자한(自汗), 파냉(怕冷), 정신권태(精神倦怠), 성음저미(聲音低微), 단기라언(短氣懶言), 담다청희(痰多清稀), 설담태박백(舌淡苔薄白), 맥허약(脈虛弱)

② 폐기쇠절증(肺氣衰絕證)
: 천식비창(喘息鼻脹), 해불능해(咳不能咳), 호흡소기(呼吸少氣), 불능식(不能息), 면색황백(面色晄白), 피모건고(皮毛乾枯), 형체소수(形體消瘦), 동즉한출기천(動卽汗出氣喘), 인건(咽乾), 설담태소(舌淡苔少), 맥미약(脈微弱)

③ 폐양허증(肺陽虛證)
: 면백(面白), 담다청희(痰多清稀), 해천무력(咳喘無力), 동즉기단(動則氣短), 형한지냉(形寒肢冷), 신피소기(神疲少氣), 음성저겁(音聲低怯), 배한(背寒), 담청희(痰清稀), 해토연말(咳吐涎沫), 설담태박백(舌淡苔薄白), 맥허(脈虛)

(2) 폐의 음(陰)·혈(血) 관련 병증

① 폐음허증(肺陰虛證)
: 건해소담(乾咳少痰), 오후관홍(午後顴紅), 구건인조(口乾咽燥), 조열도한(潮熱盜汗), 담소점조(痰少粘稠), 오심번열(五心煩熱), 형체소수(形體消瘦), 성음시아(聲音嘶啞), 설홍강소진(舌紅絳少津), 맥세삭(脈細數)

② 폐기음양허증(肺氣陰兩虛證)
: 해천무력(咳喘無力), 동즉기단(動則氣短), 구건인조(口乾咽燥), 자한도한(自汗盜汗), 오심번열(五心煩熱), 신피소기(神疲少氣), 음성저미(音聲低微), 면색무화(面色無華), 관홍(觀紅), 담소이조(痰少而稠), 객담대혈(喀痰帶血), 형체소수(形體消瘦), 오후조열(午後潮熱), 설담눈홍(舌淡嫩紅), 맥세약(脈細弱)

(3) 폐병 기타 병증

① 담열옹폐증(痰熱壅肺證)
: 해천담명(咳喘痰鳴), 담황점조(痰黃粘稠), 호흡촉급(呼吸促急), 담조교고(痰稠膠固), 해토불상(咳吐不爽), 담중대혈(痰中帶血), 발열(發熱), 흉격비만(胸膈痞滿), 설홍태황이(舌紅苔黃膩), 맥활삭(脈滑數)

② 풍한속폐증(風寒襲肺證)
: 해수(咳嗽), 객담청희(喀痰清稀), 비색(鼻塞), 비류청체(鼻流清涕), 성중(聲重), 분체(噴嚏), 두통(頭痛), 오한발열(惡寒發熱), 무한(無汗), 주신산통(周身酸痛), 설태박백(舌苔薄白), 맥부긴(脈浮緊)

③ 풍열범폐증(風熱犯肺證)
: 장열(壯熱), 해수담조황(咳嗽痰稠黃), 기천(氣喘), 번조불안(煩躁不安), 대변건결(大便乾結), 소변황적(小便黃赤), 발열(發熱), 미오풍한(微惡風寒), 해수담황조(咳嗽痰黃稠), 인후동통(咽喉疼痛), 비류탁체(鼻流濁涕), 구갈희음(口渴喜飲), 기천(氣喘), 비선(鼻煽), 번조불안(煩躁不安), 설질홍(舌質紅), 태황(苔黃), 맥부삭(脈浮數)

④ 조사범폐증(燥邪犯肺證)

: 건해무담(乾咳無痰), 비조인건(鼻燥咽乾), 담소이점(痰少而粘), 해담불상(咳痰不爽), 해인흉통(咳引胸痛), 객담대혈(喀痰帶血), 오한발열(惡寒發熱), 두통(頭痛), 신초(身楚), 설질홍소진(舌質紅少津), 태박황이조(苔薄黃而燥), 맥부세삭(脈浮細數)

⑤ 한담조폐증(寒痰阻肺證)

: 해수(咳嗽), 담희백(痰稀白), 천촉(喘促), 불능평와(不能平臥), 담량교다(痰量較多), 객출용이(喀出容易), 형한외랭(形寒畏冷), 흉격만민(胸膈滿悶), 설태백이(舌苔白膩), 맥침지(脈沈遲)

⑥ 수한범폐증(水寒犯肺證)

: 해수(咳嗽), 천촉부득와(喘促不得臥), 하지부종(下肢浮腫) 등이 주증이고, 담다희백(痰多稀白), 흉협만민(胸脇滿悶), 소복창만(少腹脹滿), 요부냉통(腰部冷痛), 경슬냉감(脛膝冷感), 요소(尿少), 오한발열(惡寒發熱), 무한(無汗), 신통(身痛), 설태박백이윤(舌苔薄白而潤), 백이(白膩), 맥부긴(脈浮緊)

(4) 폐 병증 도표해

병증	병기	증상
폐기허 (肺氣虛)	肺氣虛弱 衛外不固	咳喘無力, 動則氣短, 面色㿠白, 短氣, 自汗, 怕冷, 精神倦怠, 聲音低微, 短氣懶言, 痰多淸稀, 舌淡苔薄, 脈虛弱
폐음허 (肺陰虛)	肺陰耗損 臟腑失養 陰虛生熱	乾咳少痰, 午後觀紅, 口乾咽燥, 潮熱盜汗, 痰少粘稠, 五心煩熱, 形體消瘦, 聲音嘶啞) 舌紅絳少津, 脈細數
풍한속폐 (風寒束肺)	肺衛表實證. 寒邪 束縛 肺氣. 肺氣不宣 表衛不固	咳嗽, 喀痰淸稀, 鼻塞, 鼻流淸涕, 聲重, 噴嚔, 頭痛, 惡寒發熱, 無汗, 周身酸痛, 舌苔薄白, 脈浮緊
풍열범폐 (風熱犯肺)	外感風熱 邪犯肺衛	壯熱, 咳嗽痰稠黃, 氣喘, 煩躁不安, 大便乾結, 小便黃赤, 發熱, 微惡風寒, 咳嗽痰黃稠, 咽喉疼痛, 鼻流濁涕, 口渴喜飮, 氣喘, 鼻煽, 煩躁不安, 舌質紅, 苔黃, 脈浮數
담열옹폐 (痰熱壅肺)	邪氣 鬱結於肺 而熱化 濕熱 蘊結於裏部	咳喘痰鳴, 痰黃粘稠, 發熱, 呼吸促急, 痰稠膠固, 咳吐不爽, 痰中帶血, 胸膈痞滿, 舌紅苔黃膩, 脈滑數
한담조폐 (寒痰阻肺)	寒邪 痰濁 互結, 阻閉氣道. 肺失 宣發 降降	咳嗽, 痰稀白, 喘促, 不能平臥, 痰量較多, 喀出容易, 形寒畏冷, 胸膈滿悶, 舌苔白膩, 脈沈遲
조사범폐 (燥邪犯肺)	燥熱邪傷肺 肺失淸潤	乾咳, 鼻塞, 喀痰不爽, 痰中帶血, 口鼻咽乾
수한범폐 (水寒犯肺)	腎陽虛 水飮停滯 加 寒邪 水寒上逆於肺	咳嗽, 喘促不得臥, 下肢浮腫, 痰多稀白, 胸脇滿悶, 少腹脹滿, 腰部冷痛, 脛膝冷感, 尿少, 惡寒發熱, 無汗, 身痛, 舌苔薄白而潤

(5) 폐 병증의 관계도 (※ 참고문헌: 한의병리학 교재편찬위원회. (2022). 『한의병리학』. 한의문화사.)

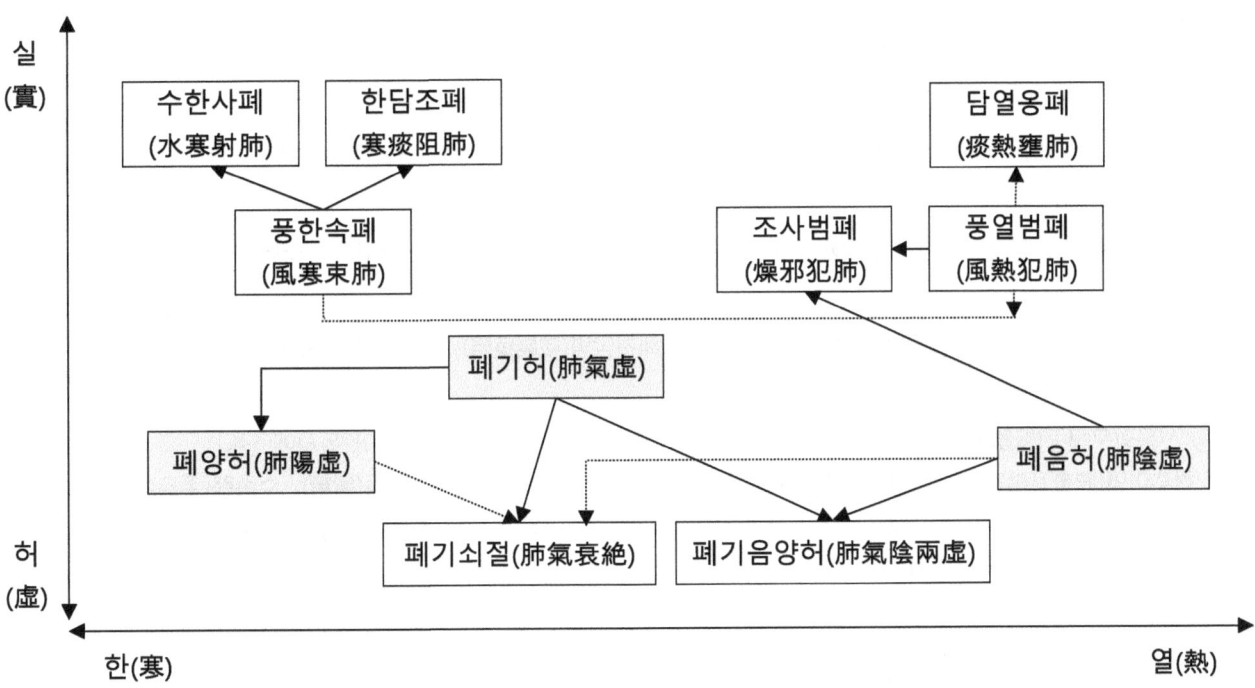

(6) 폐계 병증의 주요 증상

폐병 명칭		주요 증상
폐기(肺氣) 실조	선발(宣發) 실조	·선발불리(宣發不利): 비색(鼻塞), 다체(多嚏), 흉민(胸悶) ·위기울체(衛氣鬱滯): 무한(無汗), 자한(自汗), 이감모(易感冒) ·음허양항(陰虛陽亢): 도한(盜汗)
	숙강(肅降) 실조	·숙강불리(肅降): 해역상기(咳逆上氣), 담다천만(痰多喘滿), 변비(便祕)
	폐기허손 (肺氣虛)	·호흡감퇴(呼吸減退): 단기(短氣), 어성저미(語聲低微), 소기나언(少氣懶言) ·진액수포실조(津液輸布失調): 취담성음(聚痰成飮), 담명(痰鳴), 피부고(皮膚枯) ·위기선발실조(衛氣先發失調): 자한(自汗), 이감모(易感冒)
폐음부족 (肺陰不足)		해수기촉(咳嗽氣促), 담중대혈(痰中帶血), 각혈(咯血), 건해무담(乾咳無痰)

(7) 폐병에 동반되는 기타 장부의 증상

겸증 명칭	주요 증상과 변증요점
간화범폐(肝火犯肺)	·폐실청숙(肺失淸肅): 해창기역(咳嗆氣逆), 담대혈(痰帶血), 흉협불서(胸脇不舒) ·간화상염(肝火上炎): 성급이노(性急易怒), 목적구고(目赤口苦), 두훈두통(頭暈頭痛)
심폐양허(心肺兩虛)	심계기단(心悸氣短), 해수(咳嗽), 동즉기천(動則氣喘), 면색담백무화(面色淡白無華)
폐비양허(肺脾兩虛)	해수기단(咳嗽氣短), 담다청백(痰多淸白), 복창변당(腹脹便溏), 음식감소(飮食減少)
폐신음허(肺腎陰虛)	·폐음허(肺陰虛): 해수기촉(咳嗽氣促), 각혈(咯血), 담중대혈(痰中帶血), 성아(聲啞) ·신음허(腎陰虛): 요슬산연(腰膝酸軟), 골증조열(骨蒸潮熱), 유정(遺精), 경폐(經閉)

5. 신병변증(腎病辨證)

(1) 신의 양(陽)·기(氣) 관련 병증

① 신기허증(腎氣虛證): 현훈이명(眩暈耳鳴), 요슬산연(腰膝酸軟), 기단자한(氣短自汗), 권태무력(倦怠無力)

  ㉠ 신기불고증(腎氣不固證): 소변실금(小便失禁), 대변활설(大便滑泄), 유정유뇨(遺精遺尿), 조설(早泄)

  ㉡ 신불납기증(腎不納氣證): 기단천식(氣短喘息), 호다흡소(呼多吸少), 흡기곤란(吸氣困難), 면황백(面晄白)

② 신양허증(腎陽虛證): 외한지랭(畏寒肢冷), 요슬냉통(腰膝冷痛), 오경설사(五更泄瀉), 소변청장(小便淸長)

③ 신허수범증(腎虛水泛證): 수종(水腫), 기단(氣短), 해천담명(咳喘痰鳴), 음낭수종(陰囊水腫), 뇨소(尿少)

④ 신음양구허증(腎陰陽俱虛證) - 신(腎)기능 저하 증상, 열상(熱象), 한상(寒象)이 동시에 난다.
: 현훈이명(眩暈耳鳴), 요슬산연(腰膝酸軟), 오심번열(五心煩熱), 도한(盜汗), 유정(遺精), 수족랭(手足冷), 자한출(自汗出), 면색황백(面色晄白), 관홍(顴紅), 실면건망(失眠健忘), 다몽(多夢), 정신위약(精神萎弱), 치부동요(齒浮動搖), 모발건고(毛髮乾枯), 동즉기천(動則氣喘), 족부부종(足跗浮腫), 설홍무태(舌紅無苔)

(2) 신의 음(陰)·정(精) 관련 병증

① 신음허증(腎陰虛證)
: 두훈목현(頭暈目眩), 이명이롱(耳鳴耳聾), 요슬산연(腰膝酸軟), 오심번열(五心煩熱), 조열도한(潮熱盜汗), 건망소매(健忘少寐), 유정조설(遺精早泄), 치요발탈(齒搖髮脫), 소아발육지연(小兒發育遲延), 지능저하(智能低下), 불임(不姙), 구건인조(口乾咽燥), 요황변건(尿黃便乾), 설홍소태(舌紅少苔), 맥세삭(脈細數)

② 신정허증(腎精虛證)
: 현훈이명(眩暈耳鳴), 요슬산연(腰膝酸軟), 소아발육지연(小兒發育遲延), 남자불임(男子不姙), 여자경폐불잉(女子經閉不孕), 건망소면(健忘少眠), 동작지둔(動作遲鈍), 형체소수(形體消瘦), 치요발탈(齒搖髮脫), 소아천문폐지(小兒泉門閉遲), 지능저하(智能低下), 반응지둔(反應遲鈍), 기육위축(肌肉萎縮), 설담태백(舌淡苔白)

(3) 신 병증 도표해

병증		병기	증상
腎陽虛	신양허쇠 (腎陽虛衰)	腎陽虛衰 氣血運化無力	腰膝酸軟 形寒肢冷 陽痿 不姙 頻尿 或 尿少 浮腫 脈沈遲 或 兩尺脈無力
	신기불고 (腎氣不固)	腎氣不固 封藏失職	精關不固 : 精滑 早漏 帶下 小便失常 : 頻尿 小便淸長 淋漓不盡 尿失禁 夜尿多
	신불납기 (腎不納氣)	腎虛 不能納氣	短氣 喘息 動則加重 自汗
	양허수범 (腎虛水泛)	腎陽虛衰 膀胱氣化不利	下肢浮腫 陰囊水腫 尿少 腰痛酸重 咳喘痰鳴 心悸 氣短 咳嗽痰鳴
腎陰虛	신음허 (腎陰虛)	腎陰虧乏 髓海不足	頭昏眼花 耳鳴 遺精 足跟 齒搖髮脫
	신음허양항 (腎陰虛陽亢)	腎陰不足 陰虛生內熱	五心煩熱 顴紅 盜汗 午後發熱 性慾亢進 口乾 咽燥

(4) 신 병증의 관계도 (※ 참고문헌: 한의병리학 교재편찬위원회. (2022). 『한의병리학』. 한의문화사.)

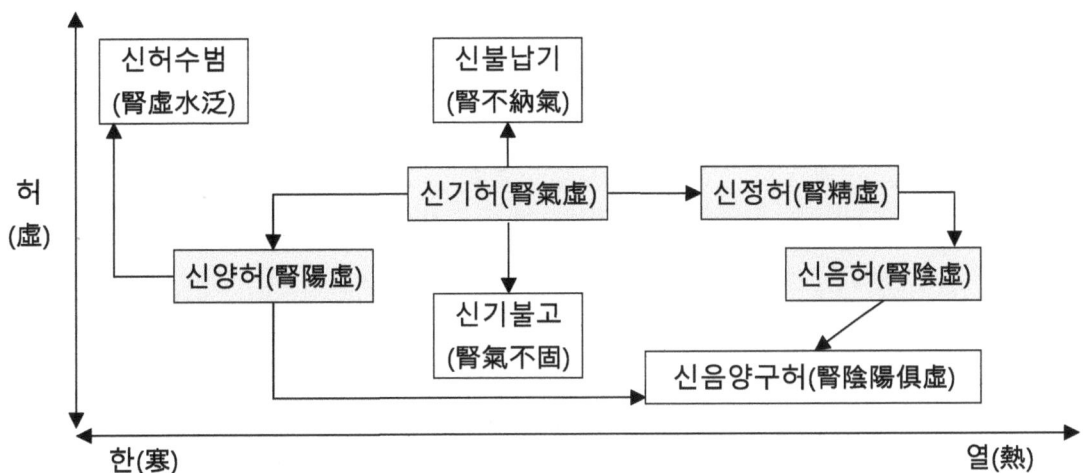

(5) 신계 병증의 주요 증상

폐병 명칭		주요 증상
정기(精氣) 실조	신정휴허(腎精虧虛)	현훈이명(眩暈耳鳴), 요슬산연(腰膝酸軟), 뇌수공허(腦髓空虛), 남자불임(男子不姙), 여자경폐불잉(女子經閉不孕), 조쇠(早衰), 양위(陽痿), 활설(滑泄)
	신기불고(腎氣不固)	유뇨(遺尿), 뇨후여력부진(尿後餘瀝不盡), 소변실금(小便失禁), 활정(滑精), 조설(早泄), 대변활설(大便滑脫), 호다흡소(呼多吸少), 소변빈삭(小便頻數)
음양(陰陽) 실조	신음휴허(腎陰虧虛)	두훈목현(頭暈目眩), 이명이롱(耳鳴耳聾), 요슬산연(腰膝酸軟), 오심번열(五心煩熱), 조열도한(潮熱盜汗), 형체소수(形體消瘦), 관홍승화(顴紅升火)
	신양허손(腎陽虛損)	외한지랭(畏寒肢冷), 요슬냉통(腰膝冷痛), 오경설(五更泄), 뇨청장(尿淸長)
	명문화왕(命門火旺)	성욕항진(性慾亢進), 유정(遺精), 조루(早漏), 현훈(眩暈), 이노(易怒)

(6) 신병에 동반되는 기타 장부의 증상

겸증 명칭	주요 증상과 변증요점
간신음허 (肝腎陰虛)	양목건삽(兩目乾澁), 요슬산연(腰膝酸軟), 오심번열(五心煩熱), 실면(失眠), 관홍(顴紅)
심신양허 (心腎陽虛)	형한지랭(形寒肢冷), 심계기단(心悸氣短), 하지부종(下肢浮腫), 면색암체(面色暗滯), 심흉별민동통(心胸憋悶), 순갑청자(脣甲靑紫), 요척냉통(腰脊冷痛), 자한(自汗), 신피체권(神疲體倦)
심신불교 (心腎不交)	심번경계(心煩驚悸), 건망소면(健忘少眠), 다몽유정(多夢遺精), 현훈이명(眩暈耳鳴), 구건인조(口乾咽燥), 조열도한(潮熱盜汗), 오심번열(五心煩熱), 요슬산연(腰膝酸軟), 요황(尿黃)
심신음허 (心腎陰虛)	심계건망(心悸健忘), 다몽(多夢), 오심번열(五心煩熱), 요슬산연(腰膝痠軟) 등 *심신음허는 심신불교(心腎不交)보다 증세(症勢)가 약한 것이 특징이다.
비신양허 (脾腎陽虛)	복창만(腹脹滿), 하리청곡(下利淸穀), 오경설사(五更泄瀉), 요슬냉통(腰膝冷痛), 부종(浮腫)
폐신음허 (肺腎陰虛)	해수기촉(咳嗽氣促), 담중대혈(痰中帶血), 각혈(咯血), 요슬산연(腰膝酸軟), 골증조열(骨蒸潮熱), 해담불상(咳痰不爽), 구건인조(口乾咽燥), 성음시아(聲音嘶啞), 형체소수(形體消瘦), 관홍(顴紅), 오심번열(五心煩熱), 도한(盜汗), 남자유정(男子遺精), 여자월경양소(女子月經量少), 경폐(經閉)

[MEMO]

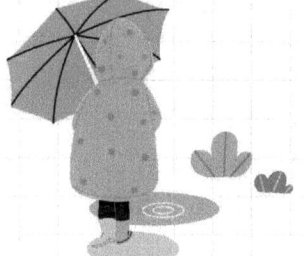

Chapter 07. 진단

03. 사진(四診)

03. 사진(四診)

1. 사진(四診) 개요: 한의학적인 4가지 진찰 방법

    (1) 망진(望診) - 살펴보기

    ① 전신 망진(全身望診, general inspection)

    ㉠ 망신(望神)

    ㉡ 망색(望色)

    ㉢ 망형태(望形態)

    ② 국소 망진(局所望診, local inspection)

    ㉠ 두면(頭面)의 망진

    ㉡ 이목구비(耳目口鼻)의 망진 - 망설(望舌)

    ㉢ 체간(體幹)의 망진

    ㉣ 사지(四肢)의 망진 - 망소아지문(望小兒指紋)

    ㉤ 전음(前陰)·후음(后陰)의 망진

    (2) 문진(聞診) - 물어보기

    ① 청진(聽診)

    ② 후진(嗅診)

    (3) 문진(問診) - 듣고, 맡아보기

    ① 일반적 정황

    ② 주소증(主訴症)

    ③ 현병력

    ④ 기왕력

    ⑤ 가족력

    ⑥ 생활습관

    (4) 절진(切診) - 만져보기

    ① 맥진(脈診)

    ② 안진(按診)

    (5) 사진합참(四診合參, combination of the four diagnostic methods)
    - 망(望)·문(問)·문(聞)·절(切)의 사진(四診)에서 얻은 자료를 종합하고 분석하여 증(證)을 변별한다.
    - 질병의 소재(所在)와 한열허실(寒熱虛實)·표본(標本)·완급(緩急) 등을 판단하여 치료 원칙을 세운다.
    - 질병이 밖으로 드러나는 외후(外候)와 맥상(脈象)을 함께 고려하여 종합적인 판단을 한다
    - 위 내용을 색(色)·맥(脈)·증(症)의 상호 합참(合參)으로 요약할 수 있다.

2. 망진(四診) – 살펴보기

(1) 전신 망진(全身望診, general inspection)

① 망신(望神)

㉠ 득신(得神): 정신상태가 정상적인 경우. 의식이 분명하고 정상적인 대화가 가능하다.

㉡ 실신(失神): 의식소실과 함께 전신의 근육이 이완하여 정상 자세와 호흡 유지가 어려운 상태이다.

㉢ 소신(少神): 득신과 실신의 중간상태로 정신이 맑지 못하여 피곤한 것처럼 보이는 경우이다.

㉣ 가신(假神): 사경(死境)을 헤매던 환자의 정신이나 신체 상태가 잠시 호전되는 것 같이 보이는 현상이다.

㉤ 신란(神亂): 전(癲), 광(狂), 간(癎) 등 의식 및 정신상태가 정상이 아닌 신지착란(神志錯亂) 상태를 말한다.

② 망면색(望面色)

㉠ 청색(靑色): 통증(痛症), 어혈(瘀血), 한증(寒證), 경풍(驚風)을 의미한다.

㉡ 적색(赤色): 열증을 나타내는데 진한 적색(紅絳)은 실열, 엷은 적색(微紅)은 허열을 의미한다.

㉢ 황색(黃色): 습증(濕證), 허증(虛證)을 의미한다.

㉣ 백색(白色): 한증(寒證), 허증(虛證), 탈혈(脫血), 탈기(脫氣)를 의미한다.

㉤ 흑색(黑色): 한증(寒證), 통증(痛症), 수음(水飮), 어혈(瘀血), 신허(腎虛)를 의미한다.

관찰 요소	색(色)								택(澤)	
	출현 깊이		명도와 채도		주변과의 대조도		출현 면적		습윤도	
	부(浮)	침(沈)	청(淸)	탁(濁)	미(微)	심(甚)	산(散)	단(搏)	택(澤)	요(夭)
해석	표증	리증	양증	음증	허증	실증	신병 사기확산	구병 사기집중	경병 이치	중병 난치

표 1. 색택의 망진 (※참고문헌: 한의진단학 편찬위원회. (2020). 한의진단학 진찰편. 군자출판사.)

③ 망형태(望形態)

㉠ 비만(肥滿) vs. 수척(瘦瘠)

- 비만: 골격과 흉곽이 크고, 기육이 충실하고 피부가 촉촉하며, 내장도 견실하고 기혈왕성한 경우가 많다.
- 수척: 골격과 흉곽이 작고, 기육이 마르고 피부가 건조하며, 내장도 취약하고 기혈부족인 경우가 많다.

㉡ 이상 형체

- 계흉(鷄胸): 흉곽이 기형적으로 돌출하여 마치 닭 가슴 같은 것. 새가슴이라고도 칭한다. 선천적이거나 혹은 후천적인 부족(심장성 천식, 기관지 천식 등)으로 비신휴손(脾腎虧損)하고 골질(骨質)이 유약해서 생긴다.
- 타배(駝背): 곱사등 또는 귀배(龜背)라 한다. 선천적 혹은 노환(老患)으로 인해 생긴다.
- 내반슬(內反膝): 무릎 관절이 정상보다 안쪽으로 휘어진 것. O자다리 혹은 나권퇴(羅圈腿)라 한다.
- 고창(鼓脹): 위장관(胃腸管) 안에 과량의 가스나 물이 차서 복부가 외창(外脹)한 병증이다. 원인은 다양하다. 반대로 복부가 정상보다 함몰한 것을 주상복(舟狀腹)이라고 하는데, 영양부족의 경우 발생한다.

ⓒ 자세
- 한증(寒證): 두꺼운 이불을 덮으려 함, 더운 날씨에도 두터운 양말을 신으려 함, 취침 시 온몸을 다 덮고 잠.
- 열증(熱證): 수시로 이불을 차냄, 추운 날씨에도 맨발로 지내려 함, 취침 시 이불 밖으로 발을 내놓고 잠.
- 허증(虛證): 자주 고개를 숙이거나 엎드리려고 함, 가슴이 수시로 두근거리고, 호흡이 짧고, 늘 피로감을 느낌.
- 실증(實證): 활동적이고 안절부절 못하며, 심하면 정신이 혼미해지고, 아픈데 만져주는 것을 싫어함.
※ 실증은 몸의 상태가 좋은 것이 아니라, 병의 원인이 되는 요소인 사기(邪氣)가 강한 것을 뜻한다.

ⓔ 이상동작
- 경(痙): 근육이 경련성으로 오그라드는 것을 말하는데, 경련으로 사지를 떠는 것을 추축(抽搐), 경직된 것을 구련(拘攣)이라고 한다. 좁은 의미로는 항배강직(項背强直)과 각궁반장(角弓反張)을 말한다.
- 연동(蠕動): 관절은 움직이지 않고 일부 근 섬유 또는 국부의 근육이 수축이완을 반복하는 것.
- 진전(振顫): 근육의 미세한 떨림. 근육의 불수의적인 진동운동이다. '震顫', '振戰'이라고도 쓸 수 있다.
- 근육의 불수의적 수축: 구급(拘急), 구련(拘攣), 근련(筋攣), 연급(攣急), 급련(急攣), 강직(强直), 경(痙)
- 불수의적 수축·이완과 관절의 움직임을 동반: 추축(抽搐), 진전(震顫), 계종(瘛瘲), 휵닉(搐搦), 순계(瞤瘛)
- 근육운동의 제한: 위(痿, 힘이 없는 것), 비(痺, 저린 것), 반신불수(半身不遂, 반신의 운동·감각 이상)
- 근육운동의 과잉: 수무족도(手舞足蹈), 오한전율(惡寒戰慄), 틱장애(급격하며 율동적으로 반복되는 근수축)
- 근육운동의 제한과 과잉의 동시출현: 파킨슨병 (떨림, 동결현상, 균형장애 등; 한방에선 **顫振**으로 표현)

(2) 국소 망진(局所望診, local inspection)
  ① 두면(頭面)의 망진
- 두형과대(頭形過大): 신생아~유아기에 두개골에서 골화(骨化)가 완성되기 전 결합조직만으로 덮여 있는 부분을 천문(泉門)이라고 하는데, 두형과대는 천문(머리의 숫구멍)이 나이에 비해 열려있어 머리의 크기가 병적으로 커진 것. 뇌수종에서 보이며, 신문(囟門)이 열려있어 신개불합(囟開不合), 해로(解顱)라고 한다.
- 방로(方顱): 이마가 튀어나오고 측두는 돌출되는 사두증(斜頭症). 선천 신정부족, 후천실양으로 발생한다.
- 신전(囟塡): 천문(숫구멍)이 융기된 것으로 실열증에 발생. 천문 함몰은 허한증에 속하고 신함(囟陷)이라 한다.
- 두경(頭傾), 두앙(頭仰): 두경은 수해부족 또는 후천실양으로 머리가 기울어진 것, 두앙은 파상풍이나 소아의 급경풍에서 머리를 치켜들고 눈동자가 위를 향하고 있는 증상. 두요(頭搖)는 머리가 흔들리는 것이다.
- 항강(項强): 목덜미가 뻣뻣하고 아파서 잘 돌리지 못하는 증상. 경항부의 기육·근맥이 자양 받지 못한 것.
- 사경(斜頸): 목이 뒤틀려 두부(頭部)가 한쪽으로 기울어진 상태로 경추외상, 안성사경 등 원인이 다양하다.
- 경동부지(頸動不止): 목 근육이 계속 움직여 정자세를 유지하지 못하는 증으로 내풍 또는 기혈허로 발생.
- 경맥조동(頸脈躁動): 경동맥의 맥박수가 정상보다 항진된 것. 수종(水腫), 수기능심(水氣凌心)증의 징후다.
- 영류(癭瘤): 경(頸)에 담(痰)이 응결한 것으로 현대의 갑상선종에 해당한다. 환경오염과 밀접하다.
- 나력(瘰癧): 목이나 귀의 림프선에 멍울이 생기는 병으로, 결핵성 경부 임파선염에 해당한다.
- 발지(髮遲): 어린아이의 5가지 발육이 늦는 병증(五遲) 중 하나로 소아의 머리카락이 잘 자라지 않는 증.
- 고위발(枯萎髮): 모발이 건조하여 쉽게 끊어지고 갈라지는 것. 선천 후천의 실양(失養)으로 생긴다.

② 이목구비(耳目口鼻)의 망진

  ㉠ 눈(目)은 오장 중 간(肝), 심(心), 신(腎)과 밀접한 관계를 가진다.

  · 東方靑色 入通於肝 開竅於目 藏精於肝 〈金櫃眞言論〉
  · 目者 心之使也. 心者 神之舍也 〈靈樞·大惑論〉
  · 夫精明者 所以視物 別黑白 審長短 以長爲短 以白爲黑 如是則精衰矣 〈脈要精微論〉
  · 目者 宗脈之所聚 … 耳者 宗脈之所聚 〈靈樞·口問篇〉

▶ 눈이 붉은 것은 열증, 황색으로 되면 습열증, 창백해지면 혈허증, 어두워지면 어혈증과 담음증으로 본다.
▶ 눈구석(內眥, 外眥)이 충혈되는 것은 심화(心火), 눈의 전체가 빨개지고 종창(腫脹)되는 것은 간경풍열(肝經風熱), 눈이 황색으로 변하면 습열(濕熱) 혹은 한습(寒濕)으로 보며, 황달의 상견(常見) 증상이다.
▶ 눈동자가 흐릿하나 예막(瞖膜)은 없는 것을 내장(內障)이라 하며, 혈허(血虛)나 신허(腎虛) 때문이다.
▶ 동공이 축소된 것은 독에 중독된 경우이고, 산대(散大)된 것은 빈사(瀕死)나 신정(腎精) 고갈 징후이다.

  ㉡ 안과 진료에 참고할 만한 분류법으로 오륜(五輪)학설과 팔곽(八廓)학설이 있다.

눈의 부위	오륜(輪)	연관된 조직	연관된 장부	오행 배속
홍채·검은자위(黑眼)	풍륜(風輪)	근(筋)	간(肝)	목(木)
눈구석(兩眥)	혈륜(血輪)	혈(血)	심(心)	화(火)
눈꺼풀(眼胞)	육륜(肉輪)	육(肉)	비(脾)	토(土)
흰자위(白眼)	기륜(氣輪)	기(氣)	폐(肺)	금(金)
동공·눈동자(瞳仁)	수륜(水輪)	골(骨)	신(腎)	수(水)

표 2. 오륜의 구분 (※참고문헌: 한의진단학 편찬위원회. (2020). 한의진단학 진찰편. 군자출판사.)

눈의 부위	팔곽(廓)	이명(異名)	연관된 장부	팔괘 배속
흰자위(白眼)	천곽(天廓)	전도곽(傳導廓)	대장	건(乾)
외측눈구석(外眥下)	택곽(澤廓)	청정곽(淸淨廓)	삼초	태(兌)
내측눈구석(內眥上)	화곽(火廓)	포양곽(抱陽廓)	소장	이(離)
내측눈구석(內眥下)	뇌곽(雷廓)	관천곽(關泉廓)	명문	진(震)
홍채·검은자위(黑眼)	풍곽(風廓)	양화곽(養化廓)	담낭	손(巽)
동공·눈동자(瞳仁)	수곽(水廓)	진액곽(津液廓)	방광	감(坎)
외측눈구석(外眥上)	산곽(山廓)	회음곽(會陰廓)	심포	간(艮)
눈꺼풀(眼胞)	지곽(地廓)	수곡곽(水穀廓)	위	곤(坤)

표 3. 팔곽의 구분 (※참고문헌: 한의진단학 편찬위원회. (2020). 한의진단학 진찰편. 군자출판사.)

- 목정응시(目睛凝視): 두 눈이 고정되어 움직이지 않는 상태. 간풍내동(肝風內動)의 경우에 보인다.
- 양목상시(兩目上視): 눈을 위로 치켜뜨고 사지 경련을 동반하는 상태로 간풍내동 때 보인다.

ⓒ 귀(耳)는 신(腎)과 가장 밀접하고 심(心), 간(肝), 담(膽)과도 연관이 있다.

- 耳目之聰明, 必須血氣相須, 始能視聽也 〈醫學綱目〉
- 腎主耳 … 腎在竅爲耳 〈素問·陰陽應象大論〉
- 腎氣通於耳 腎和則耳能聞五音矣 〈難經〉
- 耳爲心腎之竅 〈醫貫〉

▶ 이곽(耳郭, 귓바퀴)이 백색을 띠면 한증(寒證), 청흑색을 띠면 한증이 심해 통증을 수반하는 경우이다.

▶ 이곽(耳郭)이 얇고 작으면 선천지기(先天之氣)가 부족한 것으로, 체격 또한 취약하고 정기가 약하다.

▶ 외이도 망진을 통해 정이(聤耳, 만성중이염의 하나)를 관찰할 수 있다. 외감 또는 간담습열(肝膽濕熱)이 귀에 이른 것으로 귀에서 고름이 생기는 것이다. 다른 말로 이농(耳膿), 이습(耳濕)이라고도 한다.

ⓓ 코(鼻)는 폐(肺)와 밀접하고, 위경(胃經)이 코 옆에 분포하므로 비위(脾胃)와도 유관하다.

- 비익선동(鼻翼煽動): 콧방울을 벌름거리며 숨이 찬 병증으로 폐열(肺熱)이 치성(熾盛)한 증상이다.
- 비연유체(鼻淵流涕): 코에서 더럽고 끈적한 콧물이 계속해서 흐르는 병증이다. 축농증과 유사하다.
- 비색유체(鼻塞流涕): 코가 막히며 맑은 콧물이 흐르는 것으로 외감풍한사(外感風寒)가 원인이다.
- 비구(鼻鼽): 맑은 콧물에 빈번한 재채기를 동반하는 것이며 풍한(風寒)이 폐위(肺衛)을 속박한 것이다.
- 구뉵(鼽衄): 감기로 인하 코가 막히고, 콧물이 나오면서 피가 나는 경우이다. 외감풍한사가 원인이다.

ⓔ 입(口)은 비(脾)와 밀접하고 입술(脣) 주위는 양명경(陽明經)이 분포하므로 위(胃)와도 밀접하다.

- 구첨(口甛): 단것을 먹지 않았는데도 입 속에 단맛이 느껴지는 증상으로, 비위습열(脾胃濕熱) 증상이다.
- 구금(口噤): 아관긴급(牙關緊急). 교근(咬筋)에 강직성 경련이 일어나, 입을 벌리지 못하는 증상이다.
- 백후(白喉): 디프테리아. 목안에 흰막이 생기는 병으로 급성전염병의 일종이다. 백배(白痦)라고도 한다.
- 유아(乳蛾): 후핵(喉核)이 빨갛게 붓고 아픈 병증으로 급·만성 편도선염에 해당한다.
- 순창(脣瘡): 입술이 헐고 화농성 염증이 나타나는 것으로 비위온열사(脾胃溫熱邪)에 의한다.
- 객혈(喀血): 가래(痰)에 선홍색 혈액이 섞여 나오는 경우. 폐결핵, 폐암, 폐음허 등으로 인해 발생한다.
- 후비(喉痺): 목 안이 빨갛게 붓고 아프며, 다소 막힌 감이 있는 인후병을 통틀어서 일컫는다.
- 다연(多涎): 침을 많이 흘리는 병증으로, 비열(脾熱)이나 비위허한(脾胃虛寒)으로 인해 발생한다.
- 애기(噯氣): 트림하는 증상. 비위허약, 위중담화(胃中痰火), 식체 등으로 위기가 상역하여 발생한다.
- 애역(呃逆): 딸꾹질하는 증상. 위기(胃氣)가 거슬러 올라와 위로 치밀어서 일어난다. =흘역(吃逆)

분비물의 명칭	의미
담(痰)	폐기관지에서 배출되는 점액으로 가래를 말한다.
체(涕)	비강에서 분비되는 점액으로 콧물을 말한다.
연(涎)	맑고 묽은 침을 말한다.
타(唾)	끈적한 점액성의 침을 말한다.

표 4. 이목구비 분비물의 구분 (※참고문헌: 한의진단학 편찬위원회. (2020). 한의진단학 진찰편. 군자출판사.)

※ 설진(舌診)의 개요
   (1) 설진(舌診)의 근거
      ① 설위심지묘(舌爲心之苗)
         ㉠ 심주혈맥(心主血脈)한다.
         ㉡ 설(舌)에는 맥락(脈絡)이 풍부하여 심혈(心血)의 영화(榮華)가 드러난다.
         ㉢ 설(舌)은 심신(心神)의 지배를 받아 언어를 구사하고, 음식을 섭취한다.
      ② 설위비위지외후(舌爲脾胃之外候)
         ㉠ 비(脾)는 입(口)으로 개규(開竅)한다.
         ㉡ 설(舌)은 구중(口中)에 있으며 미각(味覺)을 느낀다.
         ㉢ 비위(脾胃)를 통한 소화 상태가 혀에 반영된다.
      ③ 설(舌)은 대부분의 경락(經絡)과 연관된다.
         ㉠ 족궐음간경(足厥陰肝經)은 락설본(絡舌本)한다.
         ㉡ 수소음심경(手少陰心經)의 경별(經別)은 계설본(繫舌本)한다.
         ㉢ 족태음비경(足太陰脾經)은 연설본(連舌本) 산설하(散舌下)한다.
         ㉣ 족소음신경(足少陰腎經)은 순후롱(循喉嚨) 협설본(挾舌本)한다.
         ㉤ 족태양방광경(足太陽膀胱經)의 경근(經筋)은 설본(舌本)에 모인다(結).

   (2) 설진(舌診)시 주된 관찰 내용
      ① 장부(臟腑)에 의한 설체(舌體)의 분할
         ㉠ 설첨(舌尖)은 심폐(心肺)의 상태를 반영한다.
         ㉡ 설중(舌中)은 비위(脾胃)의 상태를 반영한다.
         ㉢ 설변(舌邊)은 간담(肝膽)의 상태를 반영한다.
         ㉣ 설근(舌根)은 신(腎)의 상태를 반영한다.
      ② 삼초(三焦)에 의한 설체(舌體)의 분할
         ㉠ 전면 1/3은 상초(上焦)의 상태를 나타낸다.
         ㉡ 가운데 1/3은 중초(中焦)의 상태를 나타낸다.
         ㉢ 후면 1/3은 하초(下焦)의 상태를 나타낸다.
      ③ 정상적인 설(正像舌)의 조건
         ㉠ 설체(舌體)의 색은 담홍(淡紅)색이며 습윤도가 적절하고(潤澤) 움직임이 자유롭다.
         ㉡ 설태(舌苔)의 색은 희고, 두께는 얇은, 박백태(薄白苔)가 얇고 고르게 덮여 있어야 한다.
         ㉢ 설하정맥(舌下靜脈)은 굽었거나 자흑색(紫黑色)으로 보이지 않아야 한다.
      ▶ 설태는 색(色), 두께(厚薄), 습윤도(潤燥), 치밀도(腐膩)를 고려한다.
      ▶ 설체의 색은 담백(淡白), 담홍(淡紅), 홍(紅), 강(絳), 자(紫), 청(靑)의 6종으로 구분한다.
      ▶ 설체의 습윤도(榮枯), 육질(老嫩), 두께(肥瘦) 및 설체의 자세와 동태로 설신(舌神)의 상태를 변별한다.

(3) 설질(舌質)/설체(舌體)

① 설체의 색상

　㉠ 담백설(淡白舌): 핏기 없는 엷은 색의 혀. 허증, 한증의 지표. 허한증과 기혈양허증에서 흔히 나타난다.

　㉡ 담홍설(淡紅舌): 진하지도 엷지도 않은 적정색의 혀. 건강한 사람의 정상 혀. 사기가 표층에 있을 때도 혀에 병리적 변동이 나타나지 않기 때문에 담홍설이 나타난다.

　㉢ 홍설(紅舌): 정상 상태의 혀 색깔보다 더 붉은 혀. 실열증과 허열증을 포함하는 모든 열증에 나타난다.

　㉣ 강설(絳舌): 홍설보다 강렬하고 진한 색. 산화(酸化)된 적색육과 유사하고 이열항성(裏熱亢盛)을 의미한다.

　㉤ 자설(紫舌): 자줏빛의 탁하고 어두운 혀로 이열항성(裏熱亢盛), 혈어(血瘀), 음한내성(陰寒內盛)을 뜻한다.

　㉥ 청설(靑舌): 푸르스름한 혀로 혈어(血瘀), 열증후기(熱極), 한증후기(寒極), 기혈양허(氣血兩虛)에 보인다.

② 설체의 형태적인 특징 - 기본적인 요소

　㉠ 영설(榮舌): 붉은빛이 선명하고, 움직임이 생기있으며 활동적인 혀. 기혈(氣血)이 충만하다는 뜻.

　㉡ 고설(枯說): 건조하며 거칠고, 색은 지나치게 담백하거나 자암색인 생기가 없는 혀. 기혈손상의 뜻.

　㉢ 노설(老舌): 거칠고 단단하며, 굳고 나이가 들어 보이는 혀. 실증에서 볼 수 있다.

　㉣ 눈설(嫩舌): 윤기가 있으며 두툼하게 살이 있고, 여리고 약해 보이는 혀. 허증에서 볼 수 있다.

　㉤ 수박설(瘦薄舌): 얇고 위축된 모양의 혀. 대개 한열(寒熱)과 무관하며 허증의 지표가 된다.

　㉥ 반대설(胖大舌): 두텁고 팽창된 모양의 혀. 수습정체(水濕停滯)를 의미한다.

③ 설체의 형태적인 특징 - 특별 소견

　㉠ 열문(裂紋): 혀의 갈라진 무늬로 열증(熱證)의 표현이다. 열로 인해 진액이 손상된 것을 의미한다.

　㉡ 점자(點刺): 혓바늘. '망자(芒刺, 설유두염)'라고 하며 사열항성(邪熱亢盛)의 의미이다.

　㉢ 치흔(齒痕): 혀의 가장자리에 나타나는, 이(齒) 자국. 양허(陽虛)로 인한 수습내정(水濕內停)의 뜻이다.

　㉣ 중설(重舌): 혀 밑의 혈맥과 연부 조직이 부어서 작은 혀 같은 것이 생긴 증상. 열독(熱毒)의 의미다.

　㉤ 설창(舌瘡): 혀에 나타난 화농성 염증. '설감(舌疳)'이라고 한다. 열로 인해 나타난다.

　㉥ 설뉵(舌衄): 혓바닥 출혈. 심경(心經)에 열(熱)이 몰리거나 비신경(脾腎經)에 허화(虛火)가 뜬 것이다.

　㉦ 설치(舌齒) / 설란(舌爛): 혀에 오돌톨한 미란(彌蘭)이 돋아나는 것. 설점막(舌粘膜)의 미만성(彌滿性) 발적(發赤)과 종창(腫脹)이 나타난다. 하얀 점이 생겼다가 헐어서 문드러진다. 열독(熱毒) 때문이다.

③ 설체의 자세와 동태

　㉠ 강경설(强硬舌): 뻣뻣하여 움직임이 자유롭지 않은 혀. 실증 징후로 대개 열증, 풍증에서 나타난다.

　㉡ 위연설(痿軟舌): 연약하고 무력하게 퍼져있고 힘이 없는 혀. 기혈부족, 음허 등의 허증에서 나타난다.

　㉢ 왜사설(歪斜舌): 한쪽으로 치우친 혀로 중풍이나 그 전조증 또는 후유증에서 보인다.

　㉣ 전동설(顫動舌): 혀가 떨리는 증상으로 고혈압, 중풍, 알콜중독 등에서 나타난다. 기혈양허 징후이다.

　㉤ 토롱설(土弄舌): 혀를 내놓는 것이 토(吐), 계속 움직이는 것이 농(弄). 심비열성(心脾熱盛)에 보인다.

　㉥ 단축설(短縮舌): 길게 내밀지 못해 짧아 보이는 혀. 실증 허증 모두에서 나타나며 질병이 엄중한 것.

(4) 설태(舌苔)

① 설태의 색상

    ㉠ 백태(白苔): 표증, 한증, 허증, 습증에 나타난다. 가벼운 질병에서 많이 나타난다.

    ㉡ 황태(黃苔): 리증, 열증에 나타난다. 사기가 왕성해도 정기가 약하지 않은 경우 보인다.

    ㉢ 회태(灰苔): 리증, 담습, 한증, 리열증에서 보인다. 환자의 저항력이 극도로 저하된 징후.

    ㉣ 흑태(黑苔): 리증, 열극상음, 한성, 신음휴손의 징후이다. 회태와 함께 중병환자에게 많이 보인다.

    ㉤ 겸색(兼色): 두 가지 색이나 여러 색의 설태가 혀를 덮고 있는 경우를 말한다.

② 설태의 형태적 특징

    ㉠ 후박(厚薄): 후태(厚苔)는 리증(裏證), 박태(薄胎)는 정상 혹은 표증(表證) 단계임을 의미한다.

    ㉡ 윤조(潤燥): 윤태(潤苔)는 습윤한 경우로 진액이 손상되지 않은 것, 조태(燥苔)는 건조한 경우이다.

    ㉢ 부니(腐膩): 부태(腐苔)는 두부 비지 같은 설태로 쉽게 벗겨진다. 니태(膩苔)는 치밀하고 끈끈한 설태.

    ㉣ 박락(剝落): 설태가 결손된 부위가 생긴 것으로, 위음(胃陰)과 위기(胃氣)가 부족할 때 보인다.

③ 설태의 동태

    ㉠ 진태(眞苔, 有根苔): 설태가 혀 표면에 잘 붙어서 쉽게 떨어지지 않는 것으로 위기(胃氣)가 있는 징후.

    ㉡ 가태(假苔, 無根苔): 닦으면 쉽게 떨어져 나가는 설태로 허증, 한증에서 보이며 위기쇠약의 징후이다.

3. 문진(聞診) – 살펴보기

(1) 청진(聽診) - 성음진단

① 언어 이상

   ⊙ 섬어(譫語): 이야기의 앞뒤가 맞지 않는 헛소리를 하는데, 말소리가 힘 있고 또박또박한 병증이다. 실열증.

   ⓒ 정성(鄭聲): 독어성 혼미. 중병 환자가 의식을 잃어 반복적으로 중얼거리는 위급한 증이다. 심기탈(心氣脫).

   ⓒ 독어(獨語): 혼자 중얼거리다 사람이 나타나면 멈추는 것. 히스테리, 노인정신병에 보인다. 심기허(心氣虛).

   ② 광언(狂言): 이성을 잃고 허튼소리를 하며 안절부절 못하고, 행동이 격해 편치 못한 것. 광증에 보인다.

   ◎ 착어(錯語): 정신은 맑지만, 언어 구사가 잘 안되어 말하고 나서야 스스로 잘못된 줄 아는 것. 심기허.

   ⓑ 언어건삽(言語蹇澁): 혀가 잘 움직여지지 않거나 의식이 뚜렷하지 못해서 말이 잘 나가지 않는 것. 중풍.

   ⓢ 음아(瘖瘂)와 실음(失音): 음아는 목이 잘 쉬어 나오지 않는 것이고, 실음은 전혀 발음하지 못하는 것.

② 호흡 이상

   ⊙ 천(喘): 호흡이 빠르고 촉박한 병증. 어깨를 들썩이는 것이 특징이다. 실증과 허증의 구분이 있다.

   ⓒ 효(哮): 목 안에서 가래 끓는 소리가 나면서 숨이 찬 병증. 기관지천식 환자에게서 보인다.

   ⓒ 단기(短氣): 호흡이 짧고 급한 것이 잘 이어지지 못한 것. 어깨를 들썩이지는 않는다. 실증, 허증이 있다.

   ② 소기(少氣): 기가 부족하여 말에 힘이 없고, 숨이 약하고 짧으면서 촉박한 병증. 단기(短氣)는 호흡이 짧고 끊어질 것 같은 반면, 소기(少氣)는 이러한 느낌은 별로 없다. 소기(少氣)는 허증에서 비롯된다.

③ 기침과 재채기

   ⊙ 해수(咳嗽): 기침. 소리 중심의 기침을 해(咳), 가래의 비중이 많은 기침을 수(嗽)라고 한다.

   ⓒ 돈해(頓咳): 발작적으로 연속성 기침을 하는 병. 주로 소아에게 발생하는 급성감염병인 '백일해'를 말한다.

   ⓒ 후풍(喉風): 발병이 급격하고 증상이 심한 급성인후염, 급성후두염에 해당한다. 호흡곤란 증상이 있다.

   ② 백후(白喉): 목안에 흰막이 생기는 급성전염병. 디프테리아. 늦가을과 초겨울에 유행한다.

   ◎ 재채기(噴嚏): 이물질이 기도를 자극함으로써 유발되는 격한 호기(呼旗). 경련성 반사운동, 방어반응이다.

④ 구토, 애기, 애역

   ⊙ 구토(嘔吐): 위기상역(胃氣上逆)하여 발생한다. 구토 소리의 강약과 기세로 허실한열을 판별할 수 있다.

   ⓒ 애기(噯氣): 트림(噫氣). 위기가 조화롭지 못할 때 나오는데, 과식 이후 나오는 것은 병증이 아니다.

   ⓒ 애역(呃逆): 딸꾹질(噦). 위기(胃氣)가 위로 역상충하여 목구멍에서 짧게 반복적으로 나는 특수한 소리다.

⑤ 장명(腸鳴)

   ⊙ 뱃속에서 꾸르륵 꾸르륵 소리가 나는 증상으로 복명(腹鳴), 복중명(腹中鳴)이라고도 한다.

   ⓒ 주로 비기허, 비양허, 한습내성, 간비불화, 수음내정, 장부기기불화 등에서 비롯된다.

   ⓒ 장명과 함께 복부의 장기가 처진 느낌은 중기하함, 입 헹구는 소리와 비슷하면 수음내정이다.

(2) 후진(嗅診) - 후각진단

① 환자의 냄새 / 입냄새(口臭)

　㉠ 충치, 잘못된 보철물, 잇몸질환 등 구강 내의 문제에 의해 나타날 수 있다.

　㉡ 축농증, 비염, 편도선염, 위궤양, 위염, 만성간염, 당뇨병, 만성신부전 등 다양한 원인으로 발생할 수 있다.

　㉢ 산취(酸臭): 과일 냄새, 아세톤 냄새. 당뇨병에 볼 수 있다. 혈액에 케톤산이 많아진 것. '단내'라고도 한다.

　㉣ 부란취(腐卵臭): 썩은 달걀 냄새로 간경화 같은 간질환시 체내 독성물질의 축적으로 나타난다.

　㉤ 애부(噯腐): 음식물 썩는 냄새가 나는 트림. 식체로 인한 소화불량, 역류성식도염에 나타난다.

　㉥ 안취(氨臭): 입에서 암모니아 냄새, 생선 비린내(腥臭)가 나는 것으로 만성 신장병 환자에 나타난다.

② 환자의 냄새 / 배설물, 배출물, 구토물

　㉠ 땀에서 노린내(臊臭)가 나는 것은 풍습열사(風濕熱邪) 혹은 간 기능 저하(빌리루빈↑)로 인해 나타난다.

　㉡ 땀에서 비린내(腥臭)가 나는 것은 온역(溫疫) 혹은 서열(暑熱)로 인한 화독(火毒)이 극심하여 발생한 것.

　㉢ 겨드랑이에서 비린내(腥臭)가 나는 것은 액취증(腋臭症)이라고 하며 습열(濕熱)로 인해 발생한 것이다.

　㉣ 비린내 나는 가래와 농혈(膿血)을 토하는 것은 폐옹(肺癰)이며 열독(熱毒)이 심한 것. 폐농양·화농성폐렴.

　㉤ 비린내 나는 가래가 노란색을 띠며 끈적하다면 폐열(肺熱)이 왕성한 것으로 볼 수 있다.

　㉥ 맑고 묽은 가래, 맑은 콧물이 특이한 냄새가 없는 것은 한증(寒證)에 속한다.

　㉦ 대변이 시큼하면서 악취가 있는 것은 장(腸)에 울열(鬱熱)이 있는 것이고, 설사에 썩은 계란 냄새가 나는 것은 식상(食傷)이 원인이다. 소변이 황적색을 띠고 혼탁하며 지린내가 나는 것은 방광의 습열사 때문이다.

　㉧ 구토물이 맑고 묽으며 특이한 냄새가 없는 것은 위한(胃寒) 하기 때문이다.

　㉨ 구토물에서 썩은 듯한 시큼한 냄새가 나는 것은 위열(胃熱) 하기 때문이다.

　㉩ 구토물에 소화되지 않은 음식이 섞여서 나오고 썩은 듯 시큼한 냄새가 나는 것은 식적(食積)이 원인이다.

　㉪ 비린내가 나는 농혈(膿血)을 토해내는 것은 장관(腸管) 내 궤양이 있는 것이다.

　㉫ 월경혈의 냄새가 심하면 열증(熱證), 비린내가 심한 것은 한증(寒證)으로 볼 수 있다.

　㉬ 대하(帶下, 냉)가 노란색을 띠며 끈적하고 악취가 나는 것은 습열(濕熱)에 속하고,
　　 맑고 묽으면서 비린내가 난다면 한습(寒濕)에 속한다.

　㉭ 신체에서 평소에 나지 않던 썩은 냄새나 누린내가 난다면 궤양이나 종양을 의심해봐야 한다.

④ 병실의 냄새

　㉠ 구린내, 부패한 냄새, 시체 썩는 냄새가 나는 것은 장부가 쇠패(衰敗)한 것으로 병세가 위중한 것이다.

　㉡ 피비린내(血腥臭)가 나는 것은 환자의 출혈(出血)을 의심해 볼 수 있다.

　㉢ 썩은 냄새(腐臭)가 나는 것은 환자의 창양(瘡瘍, 피부질환)이 극심한 것을 의미한다.

　㉣ 진한 소변 지린내가 나는 것은 신쇠(腎衰)나 수종(水腫)이 심해진 상태로 볼 수 있다.

　㉤ 썩은 사과 냄새(酸臭)가 나는 것은 당뇨병(消渴) 환자의 병이 위중한 단계에 이른 것으로 볼 수 있다.

　㉥ 마늘 냄새가 나는 것은 주로 농약과 같은 유기인산(有機燐酸) 중독일 때 나타난다.

4. 문진(問診) - 듣고, 맡아보기

(1) 주요 확인 증상 - 출전에 따라 약간씩 다르다.

	1問	2問	3問	4問	5問	6問	7問	8問	9問	10問
〈경악전서〉	寒熱	汗	頭身	便	飮食	胸	聾	渴	因	氣味
〈의학실제이〉	寒熱	汗	頭身	便	飮食	胸	聾	渴	舊病	因

표 5. 십문가의 내용 (※참고문헌: 한의진단학 편찬위원회. (2020). 한의진단학 진찰편. 군자출판사.)

(2) 한열(寒熱)의 문진

① 오한발열(惡寒發熱): 오한과 발열이 동시에 존재하는 것으로 외감 사기가 표(表)에 있을 때 보인다.
② 단한불열(但寒不熱): 오한(or 외한)만을 느끼고 발열은 나타나지 않는 것으로 한사(寒邪)의 특징이다.
③ 단열불한(但熱不寒): 오한은 느끼지 않고 발열만 나타나는 것으로 아래의 3가지로 구분할 수 있다.
  ㉠ 장열(壯熱): 39도 이상의 고열과 함께 땀이 나는 것이 특징이며 주로 이실열증(裏實熱證)에 보인다.
  ㉡ 조열(潮熱): 밀물처럼 일정한 시간에 나는 열을 말하는데 실증(양명조열)과 허증(일포조열)이 있다.
  ㉢ 장기저열(長期低熱): 38도 이하의 미열이 지속되는 것이며 음허, 기허로 인해 나타나는 허열이다.
④ 한열왕래(寒熱往來): 오한과 발열이 교대로 나타나는 것으로 정기와 사기가 진퇴(進退)하는 반응이다.
  ㉠ 소양증(少陽證)의 한열왕래: 발열과 오한이 번갈아 나타나나 규칙적이지는 않다. *口苦,咽乾,目眩.
  ㉡ 학질(瘧疾)의 한열왕래: 2~3일에 한 번씩 주기적으로 오한과 발열이 번갈아 나타난다.

(3) 땀(汗)의 문진

① 표증일때의 땀
  ㉠ 땀(X): 표실한증. 오한은 심하고 발열은 경하며 두항강통(頭項强痛), 맥부긴(脈浮緊)등이 나타난다.
  ㉡ 땀(O): 표허한증. 발열(發熱), 자한출(自汗出), 오풍(惡風), 맥부완(脈浮緩)등이 나타난다.
  ㉢ 표열증에서도 땀이 나는데, 발열은 심하고 오한은 가벼우며, 두통과 인후통, 맥부삭(脈浮數)하다.
② 리증일때의 땀
  ㉠ 자한(自汗): 특별한 활동을 하지 않아도 저절로 나는 땀을 말한다. 주로 기허(氣虛)에 보인다.
  ㉡ 도한(盜汗): 취침 중 땀이 나는 증상으로 주로 음허(陰虛)가 원인이 되어 조열, 권홍을 동반한다.
  ㉢ 대한출(大汗出): 땀이 멎지 않고 계속 나는 것으로 발열이 심하고 면적, 구갈, 맥홍대를 동반한다.
  ㉣ 냉한(冷汗): 땀이 따뜻한 것이 아니라 끈적하고 차갑게 느껴지는 증상으로 망양증과 허증에 보인다.
  ㉤ 전한(戰汗): 오한전율(惡寒戰慄)하며 흘리는 땀으로 질병의 전환점(호전, 악화)에 나타난다.

(4) 수면(睡眠)의 문진

① 실면(失眠): 쉽게 잠들지 못하거나, 잠이 들어도 숙면을 취하지 못하고 자주 깨는 수면장애 증상이다.
② 기면(嗜眠): 쉽게 잠에 빠지며 수면의 시간이 비정상적으로 길어지는 증상으로 전신 쇠약을 동반한다.

(5) 구갈(口渴)의 문진
 ① 구갈다음(口渴多飮)
 ② 구갈불다음(口渴不多飮)

(6) 대변(大便)의 문진
 ① 변비(便祕): 분변이 장관 내에 정체되어 배변횟수와 양이 적어진 병증으로 원인은 다양하다.
 ② 설사(泄瀉): 변이 묽어서 형태를 갖추지 못하고, 심하면 물처럼 나오며 배변 횟수가 많아지는 증.
 ③ 완곡불화(完穀不化): 대변에 소화되지 않은 음식물이 다량으로 섞여 있는 증상.
 ④ 당결부조(溏結不調): 대변이 때로는 건조했다가, 때로는 묽어서 균일하지 않은 증상.
 ⑤ 항문작열(肛門灼熱): 배변시 혹은 배변후 항문 부위에 느끼는 작열감. 주로 대장습열로 인해 발생.
 ⑥ 배변불쾌(排便不快): 변이 순조롭게 나오지 못해 잔변감이 있는 배변 장애 증상.
 ⑦ 이급후중(裏急後重): 배변 전 급박한 복통이 있고, 배변 후 항문이 빠질 것 같은 증상. 습열 때문이다.
 ⑧ 활설불금(滑泄不禁): 대변이 환자의 의지와 상관없이 갑작스레 쏟아져 나오는 증상. 비신양허이다.
 ⑨ 항문기추(肛門氣墜): 항문이 아래로 쳐지는 느낌이 드는 것으로 중기하함 하여 발생한다.

(7) 소변(小便)의 문진
 ① 요량증가: 특별한 요인이 없었는데도 평상시보다 소변량이 많아지는 증상. 허한증이나 소갈에 보인다.
 ② 요량감소: 특별한 요인이 없었는데도 평상시보다 소변량이 감소하는 증상. 실열증이나 진액손상이다.
 ③ 소변빈삭(小便頻數): 신허(腎虛)한 노인들에게 다발하며 특별한 요인 없이도 배뇨 횟수가 늘어나는 증
 ④ 융폐(癃閉): 소변이 잘 나오지 않는 증상으로, 방울방울 떨어지는 것이 융, 전혀 통하지 않는 것이 폐.
 ⑤ 소변삽통(小便澁痛): 급박한 뇨의를 느끼지만 소변이 잘 배출되지 않으며 배뇨시 통증이 수반되는 증.
 ⑥ 여력부진(餘瀝不盡): 배뇨 후에도 찔끔찔끔 소변이 떨어지는 증상으로 노인에게서 흔하다.
 ⑦ 소변실금(小便失禁): 본인 의지로 소변을 조절하지 못하거나 소변이 나가는 것을 인지하지 못하는 증.
 ⑧ 유뇨(遺尿): 취침 도중 환자 본인도 모르게 배뇨하는 증상으로 성인과 소아 모두에게 나타날 수 있다.
 ⑨ 야뇨증(夜尿症): 낮에는 소변을 가릴 수 있으나, 밤에는 가리지 못하는 증상으로 주로 소아에 보인다.

(8) 눈(目)과 귀(耳)의 문진
 ① 이명(耳鳴): 귀에서 특정 소리가 울린다고 자각하는 증상으로 실증과 허증으로 나눌 수 있다.
 ② 이롱(耳聾): 청력이 저하되어 잘 듣지 못하는 증상으로 역시 실증과 허증으로 나누어 볼 수 있다.
 ③ 중청(重聽): 소리가 겹쳐 들리는 것으로 풍사(風邪), 상화(相火), 하원휴허(下元虧虛)로 발생한다.
 ④ 목통(目痛): 간담풍열(肝膽風熱), 외감풍열(外感風熱) 등으로 인해 눈이 아프며 붉게 부어오르는 증상.
 ⑤ 목현(目眩): 눈앞이 일시적으로 캄캄해지며 아찔해지는 증상. 대개 두훈(어지럼증)과 같이 보인다.
 ⑥ 목혼(目昏): 눈이 어두워져 잘 보이지 않는 병으로 기혈(氣血)이 다 허약해졌을 때 나타난다.
 ⑦ 작맹(雀盲): 야맹증, 밤소경. 야간에 시력이 저하되는 증상으로 간의 기혈부족, 비타민A 결핍증상이다.

(9) 통증(痛症, 疼痛)의 문진
① 창통(脹痛): 팽창해서 곧 터질 것만 같은 느낌의 통증. 전신 혹은 국부가 붓고 아픈 병증이다.
② 자통(刺痛): 침(鍼)으로 찌르는 듯한 통증. 통처고정(痛處固定)된 어혈(瘀血)에 나타난다.
③ 주찬통(走竄痛): 정해진 부위가 없이 이리저리 이동하는 통증으로 관통(串痛)이라고도 한다.
④ 고정통(固定痛): 통증의 부위가 움직이지 않고 고정된 통증으로 어혈에 흔하게 나타난다.
⑤ 냉통(冷痛): 아픈 곳에 찬 감이 있는 것으로, 한사(寒邪)가 經脈에 응체(凝滯)한 것이다.
⑥ 작통(灼痛): 아픈 곳을 불로 지지는 것처럼 아픈, 작열감을 동반하는 통증.
⑦ 교통(絞痛): 비트는 것처럼 통증이 매우 극렬(劇烈)하고, 통처(痛處)의 범위가 매우 넓다.
⑧ 은통(隱痛): 은은히 아픈 것. 기혈부족(氣血不足), 기허약(氣虛弱)으로 발생한다.
⑨ 중통(重痛): 통처가 무겁고 침중(沈重)한 느낌이면서 매우 아픈 것. 습사(濕邪)로 인한 것이다.
⑩ 산통(酸痛): 동통에 산연감(酸軟感)이 수반되는 증상. 주로 습사(濕邪)로 인해 발생한다.
⑪ 철통(掣痛): 끌어당기듯이 아픈 것. 대개 근맥실양(筋脈失養), 기기불통(氣機不通)이 원인이다.
⑫ 공통(空痛): 공허하면서 아픈 것. 보통 정혈(精血)이 부족해서 발생한다.

(10) 기타 증상의 문진
① 훈(暈): 몸을 움직이지 않았는데도 움직이는 것처럼 느끼는 어지러움. 주로 목현(目眩)과 함께 보인다.
② 비(痞): 가슴이 그득하고 막힌 감이 있으나 통증은 없는 증상이다. 흉비(胸痞)라고 한다.
③ 중(重): 몸이 무겁게 느껴지는 증상을 신중(身重)이라 하며 습(濕)이나 비기허(脾氣虛)에 기인한다.
④ 부적감(不適感): 증상을 제대로 묘사하기 어려운 신체의 불편감을 통칭한다. 흉부와 복부로 나눈다.
 ㉠ 오뇌(懊憹): 가슴이 답답하여 편하지 않은, 흉격의 번조(煩燥)가 심해진 증상이다.
 ㉡ 조잡(嘈雜): 배가 고픈 듯하면서 고프지 않고, 배가 아픈 듯하나 아프지 않은 상복부 불편감.

(11) 소아과 영역의 문진
① 오지(五遲): 발육이 늦는 5가지 병증. 입지(立遲), 행지(行遲), 발지(髮遲), 치지(齒遲), 어지(語遲).
② 오연(五軟): 머리, 목, 손발, 입, 몸의 근육 및 연부조직이 연약 무력한 것. 선천적으로 신기(腎氣)가 부족하거나 후천적으로 영양을 잘하지 못했을 때 생긴다. 근육발육부전, 근무력증, 구루병, 이완성마비 등
③ 호구삼관(虎口三關): 집게손가락의 안쪽에 나타나는 핏줄의 형태와 색깔을 통해 병의 경중, 성질, 부위를 짐작하는 방법. 어린아이의 병을 진찰하는 방법의 하나로 소아지문(小兒指紋)이라고도 한다.
※ 손가락 마디 마디의 횡문(橫紋)은 말초 혈액순환 장애를 반영한다.
 ㉠ 명관(命關): 셋째마디의 횡문에서부터 손가락 끝까지. 혈관이 명관에 나타나면 병이 매우 심한 것.
 ㉡ 기관(氣關): 집게손가락 안쪽 둘째와 셋째마디 사이. 기관에 나타나면 병이 비교적 중(重)한 것.
 ㉢ 풍관(風關): 둘째손가락의 가장 아래 마디. 풍관에 지문이 나타나면 병이 경(輕)한 것으로 본다.

5. 절진(切診) - 만져보기

(1) 맥진 개요

① 맥박의 성상(性狀)을 살피는 진찰법으로, 주로 손목 안쪽의 요골동맥을 촉진한다.
② 맥박수, 리듬, 대소(大小), 지속(遲速) 등의 상태를 살펴 심장 기능과 동맥의 상태를 알 수 있다.
③ 맥진 부위는 촌(寸), 관(關), 척(尺)으로 나눌 수 있으며, 양손을 동시에 살피는 것이 원칙이다.
④ 양방에서 심전도에 의한 맥파(脈波)를 판독함으로써 심장의 기능을 진단하는 것과 같은 원리이다.

	촌(寸)	관(關)	척(尺)
왼팔	심, 소장	간, 담	신, 방광
오른팔	폐, 대장	비, 위	명문, 삼초

표 6. 촌관척과 장부의 배치 (※참고문헌: 한의학대사전 편찬위원회. (2001). 한의학대사전. 도서출판 정담.)

(2) 맥상의 기본 요소

① 맥의 깊이에 따라 부맥과 침맥으로 나뉜다.
② 단위 시간당 맥이 박동하는 수에 따라 지맥과 삭맥으로 나뉜다.
③ 맥박 간격의 규칙성에 따라 정상맥과 결맥, 대맥, 촉맥으로 나뉜다.
④ 손 끝에 감지되는 맥의 폭에 따라 대맥과 소맥으로 나뉜다.
⑤ 얼마나 긴 범위까지 맥이 잡히느냐에 따라 장맥과 단맥으로 나뉜다.
⑥ 맥관의 주행 모양에 따라 곧은 맥과 굽은 맥으로 나뉜다.
⑦ 맥의 질과 느낌에 따라 활맥, 삽맥, 현맥으로 나뉜다.
⑧ 맥의 긴장도에 따라 긴장도가 높은 맥과 그렇지 않은 맥으로 나뉜다.
⑨ 맥박의 강약에 따라 허맥과 실맥으로 나뉜다.
⑩ 맥의 깊이(位), 박동 간격과 규칙성(數), 맥박의 형태와 긴장도(形), 박동의 강약(勢)은 맥상을 구성하는 기본적인 요소로서, 이러한 요소들이 복합적으로 나타나 하나의 맥상을 이루게 된다.

(3) 맥상의 기본적인 분류 방법

① 맥의 부위 - 부맥(浮脈), 침맥(沈脈)
② 박동수 - 지맥(遲脈), 삭맥(數脈)
③ 맥의 폭 - 대맥(大脈), 소맥(小脈, 細脈)
④ 맥의 길이 - 장맥(長脈), 단맥(短脈)
⑤ 맥박의 강약 - 허맥(虛脈), 실맥(實脈)
⑥ 박동 형태 - 활맥(滑脈), 삽맥(澁脈), 현맥(弦脈),
⑦ 맥의 긴장도 - 긴맥(緊脈), 완맥(緩脈)
⑧ 맥 주기의 변화 - 촉맥(促), 결맥(結脈), 대맥(代脈)
⑨ 유력맥 - 혁맥(革脈)과 뇌맥(牢脈) / 무력맥 - 규맥(芤脈), 유맥(濡脈), 산맥(散脈)

(4) 맥상의 분류 (한글) - 상사맥(相似脈), 상류맥(相類脈)

		맥의 형태 (脈狀)	주된 병증 (主證)
1	浮脈	손가락을 촌관척 3부에 살짝 대기만 해도 느껴지는 맥	표증(表證), 허증(虛證)
	芤脈	부대(浮大)하면서 유연하고, 눌러 짚으면 속이 비어 있어 가운데는 뛰지 않고 아래위에서만 힘차게 뛰는 맥	실혈(失血), 실음(失陰)
	散脈	가볍게 짚으면 부맥(浮脈) 같으나 눌러 짚으면 헤쳐져서 산만한 감을 주며 세게 누르면 전혀 느껴지지 않는 맥	허증(虛證)
2	沈脈	가볍게 누르면 나타나지 않고 꾹 눌러야만 나타나는 맥	리증(裏證)
	伏脈	맥이 숨어 있어서 뼈에 닿도록 힘주어 눌러야 짚이는 맥	궐증(厥證), 통증(痛症)
	牢脈	침맥, 복맥과 비슷하나 세게 누르면 실현장(實弦長)한 맥	음한적취(陰寒積聚; 癥瘕, 痞塊, 疝氣)
3	遲脈	천천히 크게 되고, 천천히 작아지는 서맥(徐脈) [3박동/호흡]	한증(寒證)
	緩脈	오고 감이 완만한 정상맥 [4박동/호흡]	완맥과 다른 맥이 겹치면 병이 있는 것
4	數脈	맥박의 횟수가 정상보다 많은 빈맥(頻脈) [5박동/호흡]	열증(熱證)
	疾脈	몹시 빨리 뛰는 극맥(極脈) [7박동/호흡]	열병의 극기(熱極), 중증 허손병(虛損病)
5	虛脈	가볍게 짚으면 무력하고, 힘을 주어 짚으면 공허한 맥	허증(虛證)
	短脈	박동이 짧아 관(關) 부위에서만 뚜렷한 맥	*기병(氣病); 기울(氣鬱), 기허(氣虛)
6	實脈	가볍게 짚으나, 힘주어 짚으나 모두 유력한 충실맥(充實脈)	실증(實證)
	長脈	맥(脈)이 길어서 본래의 위치를 초과하는 맥	건강한 맥. 겸현맥(兼弦脈)은 실증(實證)
7	滑脈	구슬이 굴러가듯이 매끄럽고 빠른 원활한 맥	담음(痰飮), 식적(食積), 실열증(實熱證)
	動脈	관(關) 부위에서 콩알처럼 뛰면서 활삭(滑數)하고 힘 있는 맥	통증(痛症), 경공(驚恐)
8	澁脈	맥의 왕래가 매끄럽지 않아 칼로 대나무를 긁는 듯한 맥	음혈부족(陰血不足)
9	細脈	세직연(細直軟)하여 실과 같고, 미맥(微脈)보다는 뚜렷한 맥	기혈양허(氣血兩虛), 제허노손(諸虛勞損)
	濡脈	물 위에 뜬 솜을 만지는 것 같은 감을 주는 연맥(軟脈)	혈허(血虛), 음허(陰虛), 습증(濕證)
	微脈	가늘고 약하게 뛰기 때문에 잘 느껴지지 않는 소맥(小脈)	음양기혈제허(陰陽氣血諸虛)
	弱脈	올 때 가늘고 부드러우며 가라앉아 유약무력(柔弱無力)한 맥	기혈양허(氣血兩虛), 양기허(陽氣虛)
10	洪脈	오는 맥은 홍수처럼 크며 힘이 세고, 가는 힘은 약한 맥	열증(熱證)
11	弦脈	가야금 줄을 누를 때와 같은 긴장감을 주는 맥	간담병(肝膽病); 통증(痛症), 담음(痰飮)
	緊脈	맥이 올 때 마치 밧줄처럼 팽팽하며 긴장감이 있는 맥.	한증(寒證), 통증(痛症), 식체(食滯)
	革脈	북 가죽을 만지는 것처럼 팽팽하나, 속은 빈 감을 주는 맥	출혈(出血), 유정(遺精), 부정자궁출혈
12	代脈	느리고 약하게 뛰며 규칙적으로 한 번씩 멎었다가 뛰는 맥	심장병(心臟病) **부정맥
	促脈	빠르고 힘이 있으며 불규칙적으로 한 번씩 멎었다가 뛰는 맥	열증(熱證), 담음(痰飮) **이소성빈맥
	結脈	느리게 뛰면서 불규칙적으로 한 번씩 멎었다가 뛰는 맥	음성적취(陰盛積聚) **부정맥

(5) 맥상의 분류 (원문) - 상사맥(相似脈), 상류맥(相類脈)

		맥의 형태 (脈狀)	주된 병증 (主證)
1	浮脈	脈來浮於皮膚表面, 輕手按之指下則感知.	표증(表證), 허증(虛證)
	芤脈	脈形如蔥管, 浮而無力, 按之中空.	실혈(失血), 실음(失陰)
	散脈	脈來浮而散亂, 無力不齊, 中按近於空虛, 重按卽來去不明	허증(虛證)
2	沈脈	脈來沈行於筋骨間, 重按則顯明 輕手不明.	리증(裏證)
	伏脈	隱伏, 極重按之於透筋着骨, 指下始嘗其形	궐증(厥證), 통증(痛症)
	牢脈	脈來大弦實, 沈按始得	음한적취(陰寒積聚; 癥瘕, 痞塊, 疝氣)
3	遲脈	脈來緩慢 一息三至	한증(寒證)
	緩脈	脈象 - 脈來和緩調整其形, 不沈不浮, 非數非遲	완맥과 다른 맥이 겹치면 병이 있는 것
4	數脈	脈來急速 一息 六至	열증(熱證)
	疾脈	一息 七~八至	열병의 극기(熱極), 중증 허손병(虛損病)
5	虛脈	浮, 遲, 軟. (無力脈狀 總稱)	허증(虛證)
	短脈	來脈이 短, 澁 (始終如無)	*기병(氣病); 기울(氣鬱), 기허(氣虛)
6	實脈	充實, 長大, 堅實 / 去來 皆 盛	실증(實證)
	長脈	來脈 長. (寸關尺 超過)	건강한 맥. 겸현맥(兼弦脈)은 실증(實證)
7	滑脈	脈形往來流利圓滑, 無病脈(姙娠)	담음(痰飮), 식적(食積), 실열증(實熱證)
	動脈	見於關上爲動脈. 其形如豆隆然高起	통증(痛症), 경공(驚恐)
8	澁脈	脈形澁而亂, 如輕刀刮竹	음혈부족(陰血不足)
9	細脈	脈來細直而軟, 往來如蠶絲	기혈양허(氣血兩虛), 제허노손(諸虛勞損)
	濡脈	脈來浮而細柔. 輕取卽得 重取卽沒	혈허(血虛), 음허(陰虛), 습증(濕證)
	微脈	脈來不明顯 脈細而柔. 似有似無	음양기혈제허(陰陽氣血諸虛)
	弱脈	脈來沈遲細少, 按之如欲絶, 略擧手卽無	기혈양허(氣血兩虛), 양기허(陽氣虛)
10	洪脈	洪脈極大, 狀如洪水, 來盛去衰, 滔滔滿指 (脈訣滙辨)	열증(熱證)
11	弦脈	脈來如按琴線	간담병(肝膽病); 통증(痛症), 담음(痰飮)
	緊脈	脈來緊張有力	한증(寒證), 통증(痛症), 식체(食滯)
	革脈	脈來大而弦急, 浮取卽得, 按之卽空, 如按鼓皮, 外強中虛	출혈(出血), 유정(遺精), 부정자궁출혈
12	代脈	遲中一止, 規則的, 歇止長	심장병(心臟病) **부정맥
	促脈	脈急數時一止, 不規則的 間歇	열증(熱證), 담음(痰飮) **이소성빈맥
	結脈	遲中一止, 不規則的 間歇	음성적취(陰盛積聚) **부정맥

(6) 안진 개요

① 안진(按診)에는 촉법(觸法), 모법(摸法), 안법(按法)의 3가지 방법이 있다.
  ㉠ 촉법(觸法): 피부를 손으로 접촉하여 한열(寒熱)이나 윤조(潤燥)의 상태를 알아내는 것.
  ㉡ 모법(摸法): 국부를 쓰다듬어 병소의 이상 감각, 종창과 같은 병리적 형태와 크기 등을 찾아내는 것.
  ㉢ 안법(按法): 병소를 눌러 저항감과 압통(壓痛)의 여부, 종괴(腫塊)·종창(腫脹)의 형태와 기질을 알아내는 것.

② 복부 안진
  ㉠ 복부를 위치에 따라 심하(心下), 대복(大腹), 제복(臍腹), 소복(小腹), 소복(少腹)으로 나눈다.
  ㉡ 병소의 증상을 비(痞), 만(滿), 창(脹), 종(腫), 괴(塊), 통(痛), 압통(壓痛) 등으로 구분한다.
  ㉢ 병소의 온도를 확인하고 피부와 근육의 긴장도를 파악한다. 타진(打診)이 필요한 경우도 있다.
  ㉣ 눌렀을 때 근육이 긴장되어 있고 통증이 있는 것은 실증(實證)을 의미한다.
  ㉤ 눌렀을 때 근육이 이완되고 통증이 감소하는 것은 허증(虛證)을 의미한다.
  ㉥ 심하(心下)와 대복(大腹) 통증은 식적 때문에, 제복(臍腹) 통증은 담음 때문에, 소복(小腹) 통증은 어혈이 원인인 경우가 많다.

③ 흉협부 안진
  ㉠ 흉부에는 심폐(心肺)가 위치하고, 우측 협부에는 간(肝)이 위치하며, 간경(肝經)은 양측 협부에 분포한다.
  ㉡ 해부학적 위치를 고려하면 흉협(胸脇)의 안진으로 심(心), 폐(肺), 간(肝)의 병변을 진찰할 수 있다.
  ㉢ 흉협부 안진으로 얻을 수 있는 정보가 다소 제한적인 이유는 갈비뼈로 둘러싸여 있기 때문이다.

④ 전신 피부의 안진
  ㉠ 피부가 뜨거우면 대개 사기가 왕성한 것, 차면 정기, 양기가 쇠약한 것을 의미한다.
  ㉡ 처음 만졌을 때에는 뜨거운 것 같지만 한참 뒤에 뜨거움이 감소한다면 열이 체표에 있는 것이다.
  ㉢ 오래 만지고 있을수록 뜨거워지는 경우는 열이 몸 안쪽에서부터 발생하는 것을 의미한다.
  ㉣ 병소의 피부 조직이 유연하고 누르는 것을 좋아한다면 허증(虛證)이다.
  ㉤ 병소가 단단하고 누르면 아파서 만지는 것을 싫어한다면 실증(實證)이다.
  ㉥ 피부가 거칠어진 경우는 진액부족, 피부가 각화되어 비늘처럼 갈라진 경우는 어혈(瘀血)을 의미한다.

⑤ 수족의 안진
  ㉠ 수족 안진의 목적은 한열(寒熱)을 구분하는 것이다.
  ㉡ 수족이 모두 한랭(寒冷)하면 인체 양기가 허해서 음성한 한증(寒證)이거나 진열가한(熱眞假寒)인 것이다.
  ㉢ 수족이 모두 뜨거우면 인체 내부에 양열(陽熱)이 항성한 것이거나 음허화왕(陰虛火旺)한 것이다.
  ㉣ 손등·발등이 (손바닥·발바닥에 비해) 상대적으로 뜨거우면 대개 외감(外感)으로 인한 발열이다.
  ㉤ 손바닥·발바닥이 (손등·발등에 비해) 상대적으로 뜨거우면 대개 내상(內傷)으로 인한 발열이다.

⑥ 배수혈(背腧穴)의 안진
  ㉠ 장부와 경락의 기혈(氣血)이 운송되어 주입되는 등쪽의 혈자리이다.
  ㉡ 장부에 병이 있으면 상응하는 배수혈(背腧穴)에 이상한 반응이 나타난다.
  ㉢ 배수혈 자리에 침이나 뜸을 시술하면 상응하는 장부의 병변을 치료할 수 있다.

Chapter 08. 치료

01. 치료원칙과 치법

01. 치료원칙(治療原則)

1. 치료원칙(治療原則, treatment principles)

   (1) 조기치료(早期治療)

   ① 정의: 질병 발생의 초기 단계에서 진단과 치료를 시행함으로써 질병이 진행되지 않도록 하는 것.

   ② 외감병(外感病)의 조기치료: 사기의 한열 성질에 따라 상한(傷寒)과 온병(溫病)으로 구분해서 본다.

     ㉠ 상한(傷寒)의 조기치료: 풍한사(風寒邪)로 인해 발생. 태양병 단계에서 진행되지 않도록 하는 것.

     ㉡ 온병(溫病)의 조기치료: 풍열사(風熱邪)로 인해 발생. 위분(衛分), 기분(氣分) 단계에서 치료하는 것.

   ③ 내상병(內傷病)의 조기치료: 장부 기기(氣機)에 악영향을 주어 각 장부 기능의 실조를 일으키므로, 내상병의 조기치료는 조기(調氣) 하는 것이 주요 치료 방법이다.

   (2) 치병구본(治病救本)

   ① 정의: 질병을 치료할 때에는 반드시 질병의 본질을 치료해야 한다는 뜻.

   ② 치표(治表)와 치본(治本): 병의 본질을 본(本), 밖으로 드러나는 현상은 표(表)로 주차 관계를 설명.

     ㉠ 표(表): 사기, 증상, 후병, 속발병, 기표·경락의 병

     ㉡ 본(本): 정기, 병인, 선병, 원발병, 장부병

     ㉢ 병세가 위중할 경우 다음과 같은 원칙을 적용할 수 있다.

   · 급즉치기표(急則治其標): 병의 증상이 급하면 표(標)를 먼저 치료한다 - 중만(中滿), 대소변불리 時

   · 완즉치기본(緩則治其本): 급하지 않은 병은 근본부터 치료한다 ('緩'은 표의 증후가 급하지 않다는 뜻)

   · 표본겸치(標本兼治, 標本同治): 표본이 모두 중(重)한 경우에는 표(表)와 본(本)을 동시에 치료한다.

     ㉣ 정치(正治): 질병의 성질과 병기(病機)에 따라 정면 대응으로 치료하는 일반적인 치료법. =역치법*

   · 한자열지(寒者熱之)

   · 열자한지(熱者寒之)

   · 허즉보지(虛則補之)

   · 실즉사지(實則瀉之)

     ㉤ 반치(反治): 가한증(假寒證), 가열증(假熱證)의 거짓 증상과 같은 성질로 치료하는 방법. =종치법*

   · 한인한용(寒因寒用)

   · 열인열용(熱因熱用)

   · 색인색용(塞因塞用)

   · 통인통용(通因通用)

   (3) 부정거사(扶正祛邪)

   ① 정의: 정기(正氣)를 도와 사기(邪氣)를 몰아내도록 돕는다는 뜻.

   ② 단독사용: 부정(扶正)은 허증에 사용하고, 거사(祛邪)는 실증에 사용하는 방법.

   ③ 합병사용: 부정겸거사(扶正兼祛邪)는 부정을 위주로 하면서 거사를 보조로 하는 치료법.
   거사겸부정(祛邪兼扶正)은 거사를 위주로 하면서 부정을 보조로 하는 치료법.

   ④ 선후사용: 선거사후부정(先祛邪後扶正)은 '邪實正虛' 상황에서 정기가 공법(攻法)을 견딜 수 있을 때, 선부정 후거사(先扶正後祛邪)는 위와 같은 상황에서 정기허가 극에 달해 공법을 견딜 수 없을 때 사용.

(4) 음양 조정(陰陽 調整)
① 정의: 음평양비(陰平陽秘)의 동태평형(動態平衡, 동적평형) 상태를 회복하는 방법.
② 편성(偏盛)조정: 유여하면 덜어낸다. "손기유여(損其有餘)"
③ 편쇠(偏衰)조정: 부족하면 보한다. "보기부족(補其不足)"
  ㉠ 음양호제(陰陽互制)를 통한 보허: '陽病治陰…壯水之主以制陽光', '陰病治陽…益火之源以消陰翳'
  ㉡ 음양호제(陰陽互濟)를 통한 보허: '陰中求陽…陽得陰助而生化無窮', '陽中求陰…則陰得陽升 而源泉不竭'
④ 손익겸용(損益兼用): '陰勝卽陽病'의 경우는 사음보양(瀉陰補陽), '陽勝卽陰病'은 사양보음(瀉陽補陰).

(5) 기혈 조리(氣血 調理)
① 정의: 기혈은 장부 생리활동과 인체 생명활동의 기본 물질이므로 기혈 실조 병기를 치료할 수 있다.
② 조기(調氣)
  ㉠ 보기(補氣): 기허증은 補氣해야한다. 기의 주된 원천은 비위(脾胃)이므로 비위를 조절하여 보기한다.
  ㉡ 리기(利氣): 기기가 문란한 병리상태를 조리하고, 장부기기의 기기 승강 원리를 정상으로 회복한다.
③ 리혈(理血)
  ㉠ 보혈(補血): 혈허증은 補血한다. 음식물에서 유래한 영기와 진액은 생혈(生血)의 주요 근원이고, 혈의 운행은 비(脾), 간(肝), 심(心)과 밀접하므로 보혈할 때에는 이러한 장부의 공능을 조절해야 한다
  ㉡ 행혈(行血): 혈은 정상적으로 운행해야만 인체를 영양할 수 있으므로 혈어증(血瘀證)이면 활혈화어(活血化瘀)하고, 맥류박질(脈流薄疾)하면 청혈량혈(淸血凉血) 또는 자음강화(滋陰降火) 하고, 출혈의 경우는 원인에 따라 달리 지혈한다.
④ 기혈의 조리
  ㉠ 기병이 혈에 미친 경우는 기병(氣病)이 기초가 되므로 조기(調氣)를 위주로 하고 리혈(理血)한다.
  ㉡ 혈병이 기에 미친 경우는 혈병(血病)이 기초가 되므로 리혈(理血)을 위주로 하고 조기(調氣)한다.

(6) 장부 조리(臟腑 調理)
① 정의: 장부의 생리기능은 음양·기혈이 서로 조화를 이룬 결과이므로 장부의 음양·기혈 실조는 장부 병리 변화의 기초이다. 각 장부는 생리기능에 따라 각기 다른 병기적 특징이 있으므로 조리법 또한 다르다.
② 장부의 음양기혈을 조리 (오장 중심)
  ㉠ 심(心)의 음양 실조 병기 특징은 주로 심양(心陽)의 편쇠, 편성과 심음(心陰) 부족으로 나타난다.
  ㉡ 폐(肺)의 음양 실조 병기 특징은 주로 폐기(肺氣)와 폐음(肺陰)의 실조로 나타난다.
  ㉢ 비(脾)의 음양 실조 병기 특징은 주로 비양(脾陽)과 비기(脾氣)의 허쇠로 나타난다.
  ㉣ 간(肝)의 병기는 주로 간기(肝氣)·간양(肝陽)의 유여, 간혈(肝血)·간음(肝陰)의 부족으로 나타난다.
  ㉤ 신(腎)은 주로 '주허무실(主虛無實)'하므로 정(精)·기(氣)·음(陰)·양(陽)의 부족을 위주로 한다.
③ 장부의 생리적인 특징에 따라 치법을 적용: 간오풍(肝惡風), 심오열(心惡熱), 비오습(脾惡濕), 폐오한(肺惡寒), 신오조(腎惡燥)에 따라 적절한 치법을 쓰고, 장부의 고유한 기기(氣機)에 순응하도록 치료한다.④ 장부 간의 관계를 조리: 오행생극(生剋) 원리와 장부의 상합(相合) 관계에 근거하여 치료한다.

(7) 삼인제의(삼인제의)
  ① 정의: 치료는 시간, 지역, 사람에 맞게 각기 다르게 이루어져야 한다.
  ② 인시제의(因時制宜): 계절에 따른 기후 변화에 따라 적절한 치법과 방약(方藥, 처방)을 정하는 원칙.
  ③ 인지제의(因地制宜): 지리적 환경의 특징에 따라 적절한 치법과 방약을 정하는 원칙.
  ④ 인인제의(因人制宜): 성별, 나이, 체질 등의 특징에 근거하여 적합한 치법과 방약을 정하는 원칙.
    ㉠ 나이: 노인과 소아는 생리적, 약동학적, 약력학적 반응이 청장년과 다름에 유의하여 치료한다.
   · 소아는 기혈이 아직 충만하지 않고 장부가 약해 병세의 변화가 굉장히 빠른 특징이 있다.
   · 노인은 기혈과 장부가 이미 쇠퇴하여 병변이 허중협실(虛中挾實)로 나타나는 경우가 많다.
    ㉡ 성별: 여성은 경대태산(經帶胎産)의 질병이, 남성에게는 조루나 유정과 같은 성기능장애가 다발한다.
    ㉢ 체질: 선천적인 품부에 따라 개인의 체질에는 음양한열(陰陽寒熱)의 구분이 있어서, 질병에 걸린 이후 인체의 반응과 병증의 속성에 다양한 변화가 나타난다. 인체가 같은 병사에 감수되었더라도 개인의 체질적인 차이에 따라 한(寒)에서 열(熱)로, 실증(實證)에서 허증(虛證)으로 변화할 수 있는데, 이를 종화(從化)라고 한다. 즉 종화(從化)는 개인의 체질적인 인자와 밀접한 관계가 있다.

※ 체질(體質, constitution)
  (1) 체질의 기본개념
    ① 정의: 유전적 요인과 환경적 소인의 상호작용에 의해 형성되는 개체의 종합적 형질을 분류한 것.
    ② 체질은 인체의 내외부 형태구조, 생리공능, 심리특징의 차이로 나누어 볼 수 있다.

  (2) 사상체질(四象體質, four types of constitution) - 장부 강약과 건강의 지표
    ① 태양인: 폐대간소(肺大肝小), 태양인은 소변량이 많고 소변이 잘 나오면 건강한 상태이다.
    ② 소양인: 비대신소(脾大腎小), 소양인은 배변(排便) 활동이 원활하면 건강한 상태이다.
    ③ 태음인: 간대폐소(肝大肺小), 태음인은 한공(汗孔)이 잘 통하여 땀이 잘 나오면 건강한 상태이다.
    ④ 소음인: 신대비소(腎大脾小), 소음인은 섭취한 음식의 소화가 잘 되면 건강한 상태이다.

  (2) 팔체질(八體質, eight types of constitution) - 장부 강약의 관점
    ① 목양체질(hepatonia): 간 > 신 > 심 > 비 > 폐
    ② 목음체질(cholecystonia): 담 > 소장 > 위 > 방광 > 대장
    ③ 토양체질(pancreotonia): 비 > 심 > 간 > 폐 > 신
    ④ 토음체질(gastrotonia): 위 > 대장 > 소장 > 담 > 방광
    ⑤ 금양체질(pulmotonia): 폐 > 비 > 심 > 신 > 간
    ⑥ 금음체질(colonotonia): 대장 > 방광 > 위 > 소장 > 담
    ⑦ 수양체질(renotonia): 신 > 폐 > 간 > 심 > 비
    ⑧ 수음체질(vesicotonia): 방광 > 담 > 소장 > 대장 > 위

2. 치법(治法)

　(1) 한법(汗法)
　　① 정의: 땀을 내서 땀과 함께 표(表)에 있는 사기(邪氣)를 밖으로 내보내는 방법. =발한법(發汗法)
　　② 주로 외감질병 초기에 병사가 표에 있을 때 사용하며 창양초기, 상반신 부종 등에 사용할 수 있다.
　　③ 주의사항: 구토, 설사, 출혈로 진액부족 상황이 발생했을 때에는 한법을 쓰지 말아야 한다.

　(2) 토법(吐法)
　　① 정의: 구토(嘔吐)하게 하여 몸 안의 사기(邪氣)나 병독(病毒)을 없애는 방법.
　　　㉠ 토법은 '용토법(涌吐法)' 또는 '최토법(催吐法)'이라고 한다.
　　　㉡ 손가락 등을 이용한 물리적 자극으로 목구멍을 자극하여 토하게 하는 경우는 '탐토(探吐)'라고 한다.
　　② 주로 담연(痰涎:가래와 침)이 목구멍을 막아 호흡을 방해할 때, 음식물이 위(胃)에 정체하여 창만동통(脹滿疼痛)할 때, 또는 오음오식(誤飮誤食)한 독물이 아직 위(胃)에 머물러 있을 경우 사용한다.
　　③ 주의사항: 임신부 및 노인과 같이 허약한 사람은 토법을 주의해서 써야 한다.

　(3) 하법(下法)
　　① 정의: 대변이 나오게 하여 대장에 몰린 실열(實熱)이나 적체(積滯)를 없애는 방법.
　　　㉠ 하법은 '사하법(瀉下法)', '공하법(攻下法)', '통하법(通下法)'이라고도 한다.
　　　㉡ 하법에는 준하(峻下), 축수(逐水), 한하(寒下), 온하(溫下), 윤하(潤下), 완하(緩下)의 방법이 있다.
　　② 주로 위장(胃腸, 소화기관)의 실열(實熱)로 인해 대변이 굳어졌거나, 대장에 습(濕)이 정체되었거나, 가슴과 배에 수음(水飮)이 몰려 있을 때 사용한다.
　　③ 주의사항: 윤하약을 제외하고는 모두 약성이 강렬하므로 노인, 어린이, 임산부에게는 신중히 투여한다.

　(4) 화법(和法)
　　① 정의: 사기가 반표반리(半表半裏)에 있어 한토하(汗吐下) 3가지 방법을 쓸 수 없는 경우에 쓴다.
　　　㉠ 표(表)와 리(裏) 사이에 해당한 부위를 말한다. 화법은 다른 말로 화해법(和解法)이라고도 부른다.
　　　㉡ 상한(傷寒)에서는 태양경[표(表)]과 양명경[리(裏)] 사이에 있는 소양경(少陽經)을 지칭한다.
　　　㉢ 온병(溫病)에서는 흉막(胸膜)과 횡격막 사이에 해당하는 부위인 막원(膜原) 또는 모원(募原)을 반표반리(半表半裏)라고 한다. 온병변증에서 사용하는 용어이다.
　　② 주로 소양병의 증상인 구고(口苦), 인건(咽乾), 목현(目眩), 한열왕래(寒熱往來), 흉협고만(胸脇苦滿), 심번희구(心煩喜嘔) 증상을 비롯해 식욕이 없으며 말이 없고 맥이 현(弦)한 병증에 사용한다.
　　③ 주의사항: 사기가 외표(外表)에 있거나, 리부(裏部)로 전입되어 실증이 있는 경우에는 화법을 금한다.

　(5) 온법(溫法)
　　① 정의: 성질이 덥거나(溫) 따뜻한 약(熱)으로 한증(寒證)을 치료하는 방법이다.
　　② 한증(寒證)에는 표한증(表寒證)과 리한증(裏寒證)이 있는데, 온법은 주로 리한증(裏寒證)에 쓴다.
　　③ 주의사항: 열이 안에 잠복해있거나, 허화가 내동하거나, 평소 체질이 음허한 경우엔 사용하지 않는다.

(6) 청법(淸法)

① 정의: 성질이 차거나(寒) 서늘한 약(凉)으로 열증(熱證)을 치료하는 방법이다. =청열법(淸熱法)

② 열증에는 표열증(위분,기분)과 리열증(영분,혈분)이 있는데, 열이 있는 위치에 따라 방법을 달리한다.

   ㉠ 위분열(衛分熱)에는 신량해표법(辛凉解表法), 기분열(氣分熱)에는 청기법(淸氣法)을 사용한다.

   ㉡ 영분열(營分熱)에는 청영법(淸營法), 혈분열(血分熱)에는 양혈법(涼血法)을 사용한다.

   ㉢ 일반 열증 때는 장부변증(臟腑辨證)에 따라 청법을 사용한다.

③ 주의사항: 청법은 양기를 상할 수 있으므로 오래 쓰지 말아야 하며 허약자, 해산 후에 특히 주의한다.

(7) 소법(消法)

① 정의: 식체, 기혈 및 열독이 응체되어 생긴 비만(痞滿)과 적취(積聚)를 소통시켜 치료하는 방법이다.

② 소법에는 소비법(消痞法)과 소도법(消導法)이 있다.

   ㉠ 소비법(消痞法): 기혈이 체한 것을 행기화어(行氣化瘀), 소체연견(消滯軟堅)하여 해소하는 방법이다.

   ㉡ 소도법(消導法): 음식이 체한 것을 소화시켜서 아래로 내려보내도록 돕는 방법이다.

③ 주의사항: 기허로 인한 중만(中滿) 혹은 양허수범(陽虛水泛), 혈고경폐(血枯經閉)한 경우는 금한다.

④ 하법은 위중하고 급박한 유형의 실사에 사용하고, 소법은 병정이 가볍고 만성적 유형의 증상에 쓴다.

(8) 보법(補法)

① 정의: 여러 가지 허증(虛證)을 치료하는 방법이다. 단독 혹은 배합하여 다양하게 쓸 수 있다.

② 기혈음양의 허손(虛損)에 따라 보기(補氣), 보혈(補血), 보음(補陰), 보양(補陽)법으로 구분할 수 있다

③ 보법은 준보(峻補)와 완보(緩補)로 나눌 수 있으며 차이점은 다음과 같다.

· 준보(峻補)는 보하는 작용이 강력한 약으로 급하게 보하는 것이다.

· 완보(緩補)는 보하는 작용이 평순한 약으로 완만하게 보하는 것이다.

④ 주의사항: 일반적으로 사기가 왕성한 실증(實證)에는 사용하지 않는다. 사기를 조장(助長)할 수 있기 때문. 만약 설사가 있고 정기가 허할 때는 보법(補法)과 사법(瀉法)을 같이 쓴다.

Chapter 08. 치료

02. 침구(鍼灸)

04. 형태 환경 심리기능의 조사 분석

1. 침구(鍼灸) 치료술의 개요
   (1) 침구의 정의와 종류
   ① 침구: 침자(鍼刺) 및 애구(艾灸)의 합칭으로, 침과 뜸을 한데 아울러서 일컫는 단어이다.
      ㉠ 침(鍼): 침치료에 쓰이는 의료기구로 여러 형태와 규격이 있다. 옛날엔 크게 구침(九鍼)으로 구분했다.
      · 참침(鑱鍼): 침두(鍼頭)가 예리하게 화살 끝 모양으로 생겼다. 피부를 얕게 찔러 피를 뽑는데 쓰며, 과거에는 두통과 열증 치료에 썼으나 현재는 쓰지 않고 있다.
      · 원침(員鍼): 침두(鍼頭)가 뭉툭하여 피부를 뚫고 들어가지 않게 생겼다. 침을 혈자리 위에 대고 마사지하듯 비비며 피부면을 자극한다. 사기(邪氣)가 기육(肌肉, 근육) 사이에 있는 비증(痹證)을 치료할 때 쓴다.
      · 시침(鍉鍼): 침두(鍼頭)가 기장(黍)이나 조(粟)처럼 둥글면서도 약간 뽀족하다. 경혈(經穴)을 누르면서 얕게 찔러 도기화혈(導氣和血)하는 데 사용한다. 어린아이와 허약한 사람의 허증(虛證)에 쓴다.
      · 봉침(鋒鍼): 침 날은 둥글고 침 끝은 칼날처럼 세모난 침이다. 과거 피를 뽑을 때 혹은 옹저(癰疽), 열병 치료에 사용했다. 현대에 와서는 삼릉침(三稜鍼)으로 발전시켜 사용하고 있다.
      · 피침(鈹鍼): 침 끝이 칼처럼 날카로워서 검형(劍鋒)이라 하고, 화농한 옹저를 절개하여 배농(排膿)하는 침.
      · 원리침(員利鍼): 침대(鍼의 긴 몸체)는 둥글며, 중간은 약간 굵고 끝이 예리하다. 과거에는 급성 질병과 옹저(癰疽), 비증(痹證) 등을 치료하는 데 썼다.
      · 호침(毫鍼): 침대(鍼의 긴 몸체)가 가늘고, 침 끝은 머리카락처럼 더욱 가늘다. 대부분의 병에 모두 쓰인다.
      · 장침(長鍼): 길이가 7촌(寸)으로 길며 침 끝이 예리한 침. 오래된 비증(痹證) 치료에 쓴다. =환도침(環跳鍼)
      · 대침(大鍼): 침체가 굵고, 침첨(針尖)은 약간 둥근 못과 같다. 과거에는 수종(水腫), 징가(癥瘕) 등에 썼으나 후대에 와서는 대침을 화침법(火鍼法)으로 발전시켜 사용했다.
      ㉡ 구(灸): 체표의 혈자리(腧穴) 혹은 환부 위에 쑥(艾)이나 약물을 태우거나, 환부에 김(steam)을 쏘여서 온열(溫熱)을 가하여 병을 치료하는 방법이다. 일종의 외치법(外治法)이다.
   ② 일반적으로 침(鍼)은 급성질환에 적용하고, 뜸(灸)은 만성질환에 적용하는 경향이 있다.
   ③ 소침(小鍼): 가늘고 작은 침을 통칭하는 단어. 구침(九鍼) 가운데서는 길이가 1.6치 되는 참침(鑱鍼), 원침(員鍼), 제침(鍉鍼), 원리침(員利鍼), 호침(毫鍼)이 소침의 부류에 속한다. =미침(微鍼)

	참침(鑱鍼)	원침(圓鍼)	시침(鍉鍼)	봉침(鋒鍼)	피침(鈹鍼)	원리침(圓利鍼)	호침(毫鍼)	장침(長鍼)	대침(大鍼)
길이(寸)	1寸6分	1寸6分	3寸半	1寸6分	4寸	1寸6分	3寸6分	7寸	4寸

표 7. 고대 사용했던 구침(九鍼)의 길이

(2) 침을 놓는 방법(자법, 刺法)
   ① 시술의 시간 단계에 따른 분류
      ㉠ 전수기(前手技): 최기법(催氣法), 개합법(開闔法), 조하법(爪下法), 명해법(命咳法)
      ㉡ 본수기(本手技): 진침법(進鍼法), 기본지법(提揷, 捻轉, 留鍼), 보조지법(循法, 彈法 등), 발침법(拔鍼法)
      ㉢ 후수기(後手技): 신요법(伸搖法), 개합법(開闔法)

② 치료방식에 따른 분류
  ㉠ 행기법(行氣法): 침향(鍼向)법, 안압(按壓)법, 염전(捻轉)법, 진퇴(進退)법, 호흡(呼吸)법
  ㉡ 기본 보사법: 서질(徐疾), 제삽(提揷), 염전(捻轉), 영수(迎隨), 호흡(呼吸), 개합(開闔), 구육(九六) 보사법
  ㉢ 종합 자침법: 행기사법(行氣四法), 리기사법(利氣四法)

(3) 침구를 이용한 다양한 치료 방법
① 침(鍼) 치료법
  ㉠ 전침요법(電鍼療法): 혈자리에 침을 찌르고 전침기(電鍼機)를 사용하여 전기자극과 침자자극을 결합하는 방법.
  ㉡ 수침요법(水鍼療法): 주사기를 이용하여 혈자리에 약물을 주입하는 약침요법(藥鍼療法).
  ㉢ 기침요법(氣鍼療法): 혈위에 주사기로 소독한 공기를 주입하는 방식으로 점위자극(點位刺戟)을 이용한 방법.
  ㉣ 분구침요법(分區鍼療法): 인체의 어느 한 부분에 전신의 장기·기관을 대응시켜 치료하는 방법. 예) 이침(耳鍼)
  ㉤ 피부침요법(皮膚鍼療法): 많은 수의 침을 동시에 피부에 얕게 자침하는 방법으로, 피자요법(皮刺療法)이다.
  ㉥ 도침요법(陶鍼療法): 질그릇, 사기그릇의 파편을 침 대신 사용하여 체표의 특정부위를 얕게 찌르는 방법.
  ㉦ 침도요법(鍼刀療法): 침첨에 미세한 칼날이 결합된 침으로 연부조직의 비정상적 유착을 제거하는 방법.
  ㉧ 시침요법(鍉鍼療法): 구침 중 하나인 시침을 이용해 경락혈위의 피부 표면을 안압하는 데 사용하는 방법.
  ㉨ 피내침요법(皮內鍼療法): 작은 침을 혈위의 피부 내에 자입(刺入)해 장시간 방치해두는 매침(埋鍼) 방법.
  ㉩ 망침요법(芒鍼療法): 구침 중 장침(長鍼)에서 발전한 망침(芒鍼)을 사용하여 깊게 자입하는 방법
  ㉪ 자락요법(刺絡療法): 삼릉침, 피부침 등으로 체표의 얕은 혈관을 자파(刺破)하여 사혈(瀉血)하는 방법.
  ㉫ 온침요법(溫鍼療法): 호침을 자입한 후, 침 꼬리에 뜸쑥을 부착하여 연소열(燃燒熱)을 가하는 치료방법.
  ㉬ 화침요법(火鍼療法): 굵은 침을 가열하여 달구어지면 특정 부위에 자입하여 치료하는 번침(燔鍼)요법.
② 구(灸) 치료법
  ㉠ 직접구법(直接灸法): 뜸쑥을 직접 피부에 닿게 하여 시술하는 것. 화농구(化膿灸), 비화농구(非化膿灸)가 있다.
  ㉡ 간접구법(間接灸): 쑥 외의 재료(생강, 마늘, 소금, 황토 등)를 뜸과 피부 사이에 놓고 시술하는 방법.

(3) 보사법(補瀉法)
① 침(鍼) 보사법
  ㉠ 수기보사침법(手技補瀉鍼法): 침의 조작방법에 따라 일어나는 강약의 변화로 질병치료에 대응하는 방법.
  ㉡ 오행보사침법(五行補瀉鍼法): 오수혈(五輸穴)을 이용해 상생상극(相生相克)의 원칙으로 침을 놓는 방법.
  ㉢ 시간보사침법(時間補瀉鍼法): 일시(日時)의 변화에 따라 일어나는 장부경락의 성쇠를 파악해 치료하는 방법.
  ㉣ 사암보사침법(舍巖補瀉鍼法): 수기(手技)보사, 오행(五行)보사, 시간(時間)보사를 합친 종합보사침법.
  ㉤ 체질보사침법(體質補瀉鍼法): 각 체질에 따라 치료경혈(治療經穴)을 달리하는 방법.
② 구(灸) 보사법
  ㉠ 보법(補法): 뜸쑥의 불을 입으로 불지 않고, 저절로 타기를 기다렸다가 꺼지면 그 자리를 눌러준다.
  ㉡ 사법(邪法): 뜸쑥의 불을 입으로 불어서 빨리 태운 다음, 꺼진 뒤에 그대로 놔둔다.

[MEMO]

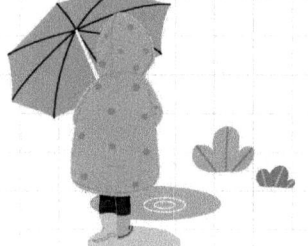

Chapter 08. 치료

03. 한약(漢藥)

03. 한약(漢藥)

1. 본초(本草) 총론

   (1) 본초학(本草學)의 개요

   ① 정의: 본초란 사람의 건강을 개선, 증진, 보호하기 위해 한의학에서 광범위하게 응용하는 식물, 광물, 동물의 모든 천연물을 포함한다. 대다수를 식물이 차지하기 때문에 '본초(本草)'라 부른다.

   ② 본초학 기본 용어

   ㉠ 기원(起源) : 약재의 근원. 해당 본초가 무엇인지, 식물명, 학명, 분류 등을 규정하는 것.

   ㉡ 감별(鑑別) : 약재의 외·내부 형태, 이화학 특성(지표물질), 유전학적 감별 등을 통해 약성을 분류하는 것.

   ㉢ 채집(採集) : 채취 시기와 산지 변화에 따라 약효와 품질이 가장 좋은 당시의 약재를 채취하는 것.

   ㉣ 포제(炮製) : '수치(修治)'와 '포자(炮炙)'를 포괄하는 광의의 개념. 법제(法製)라고도 한다.

   · 수치(修治): 정선(淨選, 이물질제거 및 약용부위 선별) 및 절제(切製, 자르는 것)의 과정을 말한다.

   · 포자(炮炙): 약재(藥材)를 가공한 뒤, 편(片)·사(絲)·괴(塊)·단(段) 등으로 만들어 전탕음복(煎湯飮服)에 편리하게 한 것을 '음편(飮片)'이라 하는데, 이러한 음편을 가공하는 다양한 방법을 말한다.

   ㉤ 성미(性味) : 사기(四氣)·오미(五味)를 줄여 부른 기미(氣味)와 같은 뜻. 약물의 특성을 귀납적으로 정의한 것.

   ㉥ 귀경(歸經) : 약물이 오장육부와 경락에 선택적으로 작용하는 것을 관찰하여 귀납적으로 도출한 이론.

   ㉦ 주치(主治) : 특정 약물이나 처방이 치료할 수 있는 주요 질환이나 증상을 말한다.

   ㉧ 효능(效能) : 주치(主治)를 분석하여 약물의 종합적인 작용을 정리한 것.

   ㉨ 금기(禁忌) : 사용 시 주의 사항. 약물을 쓸 수 없는 건강 상태나 질환, 혹은 약물 배합 금기를 포함한다.

   ㉩ 배합(配合) : 약재와 약재의 상호작용으로 발생하는 효과 및 처방 내에서의 역할 등을 구분하여 조합한 것.

   ㉪ 생약(生藥): 서양의학 이론을 바탕으로 동물, 식물, 광물 등의 전체 또는 일부를 그대로, 또는 간단하게 가공처리하여 치료를 위한 약(藥)으로 이용할 수 있도록 처리한 것.

   (2) 약성론(藥性論)

   ① 정의: 약성은 한약의 성질과 약리적 작용을 통칭한 말로써 약의 성질과 맛, 보사(補邪)기능, 작용 방향, 선택적 작용 등을 포괄한다. 약성론은 임상을 통해 관찰된 결과를 귀납적으로 이론화한 분야이다.

   ② 약성론의 주요 내용

   ㉠ 기미론(氣味論): 한의학의 약효분석 방법 중 하나. 고대에는 약물의 성분을 분석하는 방법이 제한적이었으므로 사람의 오감을 동원해 오미(五味, 酸苦甘辛鹹)를 판단하고, 한약 섭취 후 발생하는 인체의 반응과 치료 효과를 귀납적으로 관찰하여 사기(四氣, 寒熱溫涼)로 나누어 약성을 이론화했다.

   ㉡ 형성약성론(形性藥性論): 약재의 형상(體, 形, 色, 臭 등)으로 약물의 작용을 설명하려는 이론.

   ㉢ 승강부침론(升降浮沈論): 약물의 성질이 인체에 작용하는 방향을 크게 4갈래로 정리한 이론.
      병위(病位)의 상하(上下), 표리(表裏)에 대응하는 약물의 작용을 승강부침(升降浮沈)으로 정리했다.

   ㉣ 귀경론(歸經論): 약물의 작용 범위를 경락(經絡), 장부(臟腑)와 연계시켜 귀납적으로 정리한 이론.

   ㉤ 보사론(補瀉論): 팔강(八綱, 陰陽表裏寒熱虛實) 중 實과 虛에 각각 대응하는 약물의 補와 瀉에 대한 이론.

   ㉥ 독성론(毒性論): 인체에 위해(危害)를 일으키는지의 여부로 有毒과 無毒을 구분하는 이론. 약물의 편성(偏性).

   ㉦ 배오(配伍): 치료 목적을 달성하기 위해 약물간의 상호작용을 고려하여 약물을 섞는 방법.

(3) 약물 배오(配伍) 관련 이론

① 칠정론(七情論): 한약 배합의 7가지로, 칠정(七情) 또는 칠정합화(七情合和)라고 한다. 단행(單行), 상수(相須), 상사(相使), 상외(相畏), 상살(相殺), 상오(相惡), 상반(相反)으로 구분할 수 있다.

㉠ 단행(單行): 한 가지 한약재만을 써서 치료 효과를 나타내게 하는 것.

㉡ 상수(相須): 약효가 비슷한 둘 이상의 한약이 서로 협력 작용을 하여 약효가 배가되는 경우. 주(主)가 둘.

㉢ 상사(相使): 한 가지 주약에 약효가 다른 보조약을 섞을 때 주약의 약효가 강해지는 경우. 주종(主從)관계.

㉣ 상외(相畏)·상살(相殺): 독성 한약에 해독 작용을 하는 한약을 섞어 독성이 약해지는 경우.
상외는 독성이 없어지게 되는 독성 한약을 지칭하고, 상살은 해독 작용으로 독성을 없애는 한약을 지칭한다.

㉤ 상오(相惡): 한약 상호 간의 길항(拮抗) 작용에 의해 약효가 감소하는 경우.

㉥ 상반(相反): 한약을 섞어 쓸 때 독성이 세지거나, 심한 부작용을 나타내는 경우.

㉦ 위 관계를 종합하면 크게 4가지로 개괄할 수 있다.

· 약성이 세지는 경우: 상수(相須), 상사(相使)

· 약성이 약해지는 경우: 상오(相惡)

· 독성이 약해지는 경우: 상외(相畏), 상살(相殺)

· 독성이 세져 심한 부작용을 나타내는 경우: 상반(相反)

② 군신좌사론(君臣佐使論)

㉠ 군약(君藥): 주증(主症)을 치료하는 약으로, 주된 작용을 하는 약물이다. 주약(主藥)이라고도 한다.

㉡ 신약(臣藥): 주약(主藥)에 협조하거나, 혹은 주약의 약력(藥力)을 증강하는 약물이다.

㉢ 좌약(佐藥): 보조적으로 첨가하는 약재이다. 크게 2가지의 의미로 사용한다.

· 좌조(佐助): 군약(君藥), 신약(臣藥)에 협조하여 겸증 또는 부차적으로 중요한 증후를 치료한다.

· 좌제(佐制): 군약(君藥), 신약(臣藥)의 독성을 제약(制弱)하고 완화(緩和)하는 역할을 한다.

· 반좌(反佐): 주치약의 약성과 상반된 약물로 독성과 같은 강한 성질을 억제해주는 작용을 한다.

㉣ 사약(使藥): 보조적인 효과를 얻기 위하여 들어가는 약재로 크게 2가지의 의미로 사용한다.

· 약물이 병변 부위에 직접 도달하도록 이끌어주는 인경약(引經藥)의 역할을 한다.

· 각 약물의 작용을 조화시키는 조화제약(調和諸藥)의 역할을 한다.

③ 인경보사론(引經報使論)

㉠ 동원십서의 12경맥 인경약

手太陰經	桔梗 升麻 蒼朮 葛根	✕	白芷 升麻 石膏	手陽明經
足太陰經	白芍藥 升麻 蒼朮 葛根	✕	白芷 升麻 石膏 葛根	足陽明經
手少陰經	獨活 細辛 黃連	✕	羌活 黃柏 藁本	手太陽經
足少陰經	獨活 細辛 知母 桔梗	✕	羌活 黃柏	足太陽經
手厥陰經	柴胡 牧丹皮	✕	柴胡 連翹 地骨皮/靑皮/附子	手少陽經
足厥陰經	柴胡 靑皮 川芎 吳茱萸	✕	柴胡 靑皮	足少陽經

ⓒ 두통인경약 (의서별 상이)
·태양두통(太陽頭痛): 만형자(蔓荊子)
·양명두통(陽明頭痛): 백지(白芷)
·소양두통(少陽頭痛): 시호(柴胡)

·태음두통(太陰頭痛; 前頭痛): 반하(半夏)
·소음두통(少陰頭痛; 頭痛+齒痛): 세신(細辛)
·궐음두통(厥陰頭痛): 오수유(吳茱萸)

·전정두통(顚頂頭痛): 고본(藁本)
※ 천궁(川芎)은 모든 두통약의 필수 인경약(引經藥)

④ 금기(禁忌, 禁用, 愼用)
ⓐ 배오금기(配伍禁忌)
▶ 십팔반(十八反): 약을 배합할 때 독성이 강해지는 18가지의 배합 금기.

· 천오두(川烏頭) vs. 과루(栝樓), 반하(半夏), 백렴(白蘞)·백급(白及), 천패모(川貝母)
· 감초(甘草) vs. 대극(大戟), 감수(甘遂), 원화(芫花), 해조(海藻)
· 여로(藜蘆) vs. 오삼(丹參, 人參, 苦參, 玄參, 沙參), 작약(芍藥), 세신(細辛)

▶ 십구외(十九畏): 길항(拮抗)작용에 의해 약물의 효능이 감소 되는 19가지 관계. 약성이 서로 외(畏)하고, 오(惡)하는 것으로, 칠정배합 중 상반(相反)과 상오(相惡)와 비슷한 뜻이다. 배오(配伍)하여 같이 사용할 수 없는 것을 가리키며, 배오금기(配伍禁忌)의 범주에 속하나, 약물의 칠정(七情) 중의 '상외(相畏)'와는 뜻이 다르다.

· 유황(硫黃) 외 박초(朴硝)   · 수은(水銀) 외 비상(砒霜)
· 낭독(狼毒) 외 밀타승(密陀僧)   · 아초(牙硝) 외 삼릉(三稜)
· 정향(丁香) 외 울금(鬱金)   · 육계(肉桂) 외 적석지(赤石脂)
· 파두(巴豆) 외 견우자(牽牛子)   · 인삼(人參) 외 오령지(五靈脂)
· 천오(川烏), 초오(草烏) 외 서각(犀角)

ⓑ 임신금기(妊娠禁忌)
· [금용약(禁用藥)] - '산토끼' 동요에 맞춰서 암기.
: 사향 섬수 망초 노회 / 상육 파두 대극 감수 / 원화 속수자 여로 과체 / 마전자 천오 초오 / 삼릉 아출 수질 건칠 / 맹충 조각 오공 / 비상 웅황 경분 수은 / 반묘

· [신용약(愼用藥)]
: 한의학총강 참조.

(4) 사기(四氣)

① 온약(溫藥): 시생지기(始生之氣)인 봄(春)에 응하여 발육(發育)을 위주로 하는 약.
- 강장(强壯), 보익(補益)
- 개위(開胃;위의 소화기능을 돕는 방법)
- 통경락(通經絡)
- 활혈(活血)
- 지사(止瀉)
- 산한(散寒)
- 온리(溫裏)

② 열약(熱藥): 번영지기(繁榮之氣)인 여름(夏)에 응하여 창달(暢達)을 위주로 하는 약.
- 발열(發熱), 산한(散寒), 발한(發汗)
- 흥분(興奮), 자극(刺戟)

③ 량약(凉藥): 수렴조락지기(收斂凋落之氣)인 가을(秋)에 응하여 숙청(肅淸)을 위주로 하는 약.
- 보음약(補陰藥)
- 량혈지혈약(凉血止血藥)
- 청허열약(淸虛熱藥)
- 발산풍열약(發散風熱藥)

④ 한약(寒藥): 침장칩거지기(沈藏蟄居之氣)인 동(冬)에 응하여 숙살(殺伐)을 위주로 하는 약.
- 청열사화약(淸熱瀉火藥)
- 청열조습약(淸熱燥濕藥)
- 청열량혈약(淸熱凉血藥)
- 청열해독약(淸熱解毒藥)
- 청허열약(淸虛熱藥)
- 량혈지혈약(凉血止血藥)
- 공하약(攻下藥)
- 용토약(涌吐藥)

(5) 오미(五味)

① 산미(酸味): 신맛으로 일반적으로 상처를 아물게 하는 수렴(收斂) 작용이 있다.
- 수렴지한(收斂止汗)
- 수렴지혈(收斂止血)
- 삽장지사(澁腸止瀉)
- 삽정지대(澁精止帶)
- 생진개위소식(生津開胃消食)

② 고미(苦味): 쓴맛으로 열을 내리고, 수습(水濕)을 몰아내는 작용이 있다.
- 통설(通泄)
- 강설(降泄)
- 청설(淸泄)
- 고조(苦燥)
- 견음(堅陰)

③ 감미(甘味): 단맛으로 자양(滋養)해주고 통증을 완화(緩和)시키는 작용이 있다.
- 보기(補氣), 화중(和中)
- 양음(養陰, 生津)
- 조화제약(調和諸藥)
- 윤폐화담(潤肺化痰)
- 윤장통변(潤腸通便)
- 완해독성(緩解毒性)
- 완급지통(緩急止痛)

④ 신미(辛味): 매운맛으로 발한(發汗)하게 하고, 사기를 흩어지게 하며, 기혈 순환을 촉진한다.
  · 발산표사(發散表邪)   · 신양보조(腎陽扶助)
  · 행기활혈(行氣活血)   · 증화진액(蒸化津液)
⑤ 함미(鹹味): 짠맛으로 굳은 것을 연하게 하고, 마른 것은 연하게 녹여주는 작용이 있다.
  · 사하작용(瀉下作用)   · 보신강장(補腎强壯)
  · 연견산결(軟堅散結)   · 량혈(凉血)

(6) 포제(炮製, 修治)
① 초법(炒法): 약물을 볶아서 가공하는 방법. 질을 미리 성글게 만들어 추출 효율을 높이는데 목적이 있다.
  ㉠ 청초법(淸炒法): 약재만 넣고 볶는 방법.
  ㉡ 가보료초법(加輔料炒法): 약재 이외의 다른 고체 첨가물을 넣고 볶는 방법.
② 자법(炙法): 액체 보조재료를 첨가하여 약물 내로 스며들도록 볶는 방법.
  ㉠ 주자법(酒炙法): 술(酒)을 보료로 사용하여 약물을 굽는 방법.
  ㉡ 초자법(醋炙法): 식초(米醋)을 보료로 사용하여 약물을 굽는 방법.
  ㉢ 염자법(鹽炙法): 소금물을 보료로 사용하여 약물을 굽는 방법.
  ㉣ 강자법(薑炙法): 생강즙을 보료로 사용하여 약물을 굽는 방법.
  ㉤ 밀자법(蜜炙法): 꿀을 보료로 사용하여 약물을 굽는 방법.
  ㉥ 유자법(油炙法): 동물성 또는 식물성 기름을 보료로 사용하여 약물을 굽는 방법.
③ 단법(煅法, 하법): 직접 또는 간접적으로 불에 견디는 용기를 사용해서 고열로 급격히 가열하는 방법.
  ㉠ 명하법(明煅法): 보료를 사용하지 않고 약재 그대로를 고열(약 700℃)로 급격하게 가열하는 방법.
  ㉡ 하쉬법(煅淬法): 고열로 가열(煅)한 뒤에 물이나 특정 액체보료에 냉각시키는 과정을 반복하는 것.
  ㉢ 밀폐하법(密閉煅法): 밀폐용기에 넣고 고온 가열하여 소량의 산소만으로 빠르게 태우는 방법.
  ㉣ 유자법(油炙法): 동물성 또는 식물성 기름을 보료로 사용하여 약물을 굽는 방법.
④ 외법(煨法): 젖은 종이로 약물을 감싼 뒤에 문화(文火)보다 낮은 온도로 장시간 간접 가열하는 방법.
⑤ 홍배법(烘焙法): 약한 불로 간접 혹은 직접 가열하여 충분히 건조 시키는 방법.
⑥ 증법(蒸法): 찜통(蒸罐), 시루(籠) 속에 약물 또는 약물과 보료를 넣고 가열하여 수증기로 찌는 방법.
⑦ 자법(煮法): 약재를 용기에 넣고 적당량의 물을 부어 함께 삶는 방법.
⑧ 천법(燀法): 약재를 끓는 물에 넣고 잠깐 데친 후 꺼내는 방법.
⑨ 오법(熬法, 燉法): 약물을 소량의 물 또는 다른 보료와 함께 고아서 졸이는 방법.
⑩ 수비법(水飛法): 비수용성(非水溶性) 약물을 물 속에서 연마(硏磨)하여 미세 분말(細末)을 얻는 방법.

2. 본초(本草) 각론 - 한약의 분류 (그림으로 암기하는 스토리텔링 본초; 동영상 강의 참고)

(1) 해표약(解表藥)

① 정의: 땀을 내어 표사를 없애고 표증(表證)을 낫게 하는 약.

② 종류: 발산풍한약(發散風寒藥)과 발산풍열약(發散風熱藥)이 있다.

㉠ 발산풍한약(發散風寒藥)

: 마황(麻黃), 자소엽(紫蘇葉), 계지(桂枝), 총백(葱白), 창이자(蒼耳子), 강활(羌活), 형개(荊芥), 백지(白芷), 방풍(防風), 향유(香薷), 고본(藁本), 생강(生薑), 신이(辛夷), 세신(細辛), 정류(檉柳)

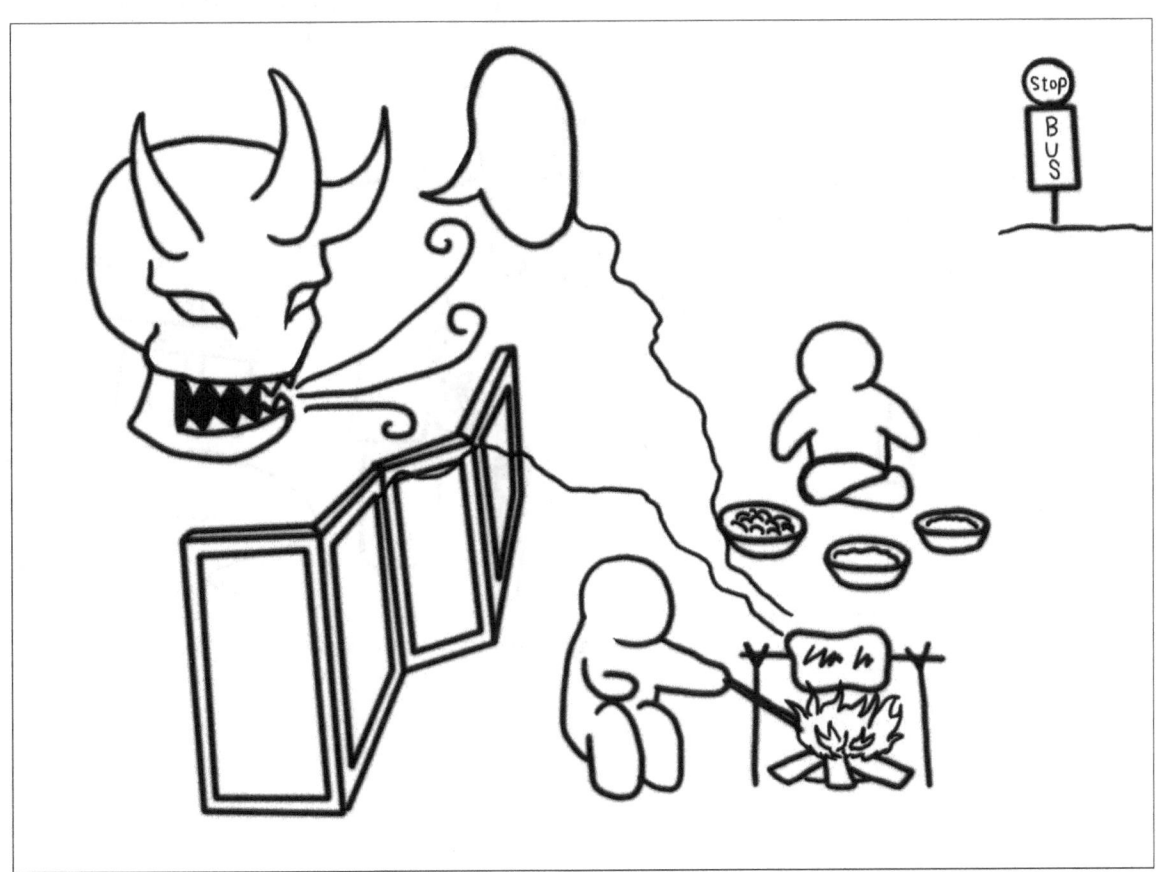

그림 1. 신온해표약 (※해표약 그림은 유튜버 '혈인원' 원장님 강의내용을 토대로 작성하였습니다.)

ⓒ 발산풍열약(發散風熱藥)

: 상엽(桑葉), 목적(木賊), 우방자(牛蒡子), 승마(升麻), 선태(蟬蛻), 박하(薄荷), 갈근(葛根), 시호(柴胡), 담두시(淡豆豉), 부평(浮萍), 국화(菊花,), 만형자(蔓荊子)

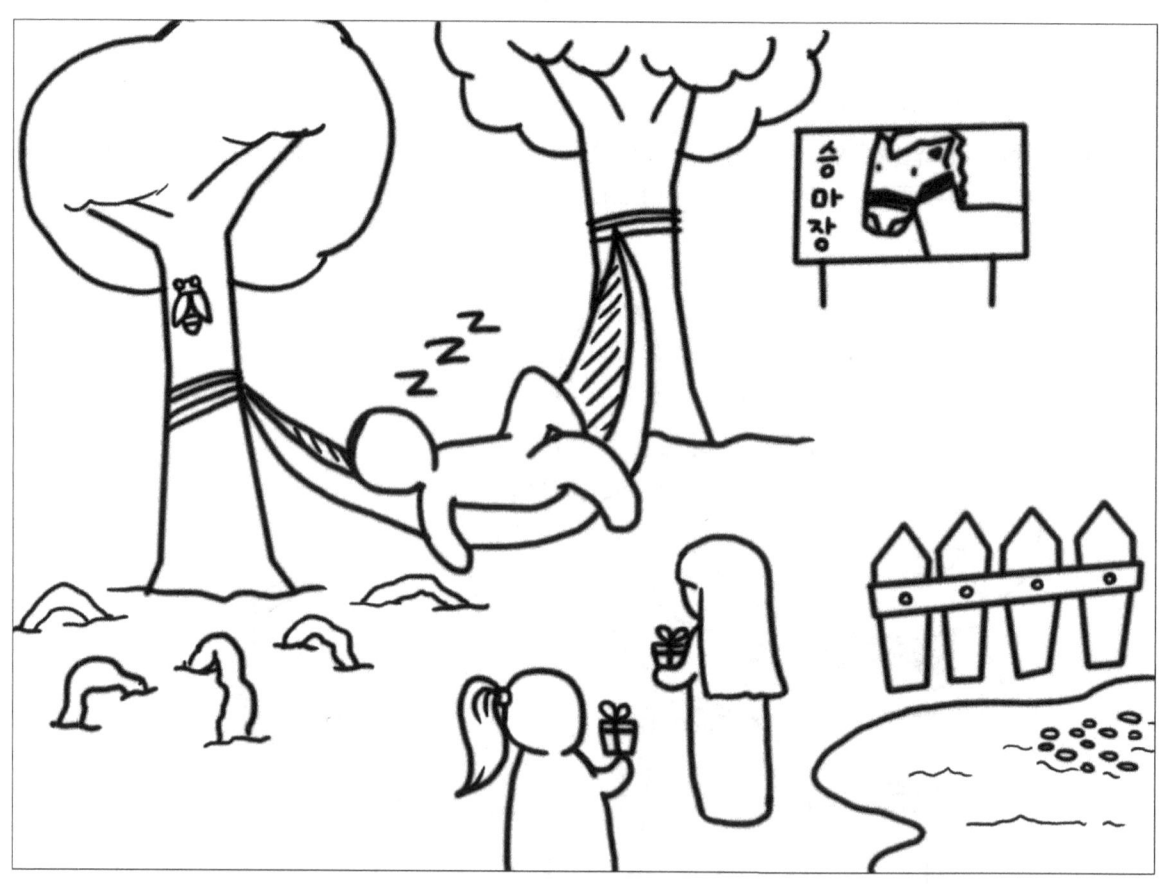

그림 2. 신량해표약 (※해표약 그림은 유튜버 '혈인원' 원장님 강의내용을 토대로 작성하였습니다.)

(2) 청열약(淸熱藥): 리열증(裏熱證)을 치료하는 약

① 정의: 리열증(裏熱證)을 치료하는 약.

② 종류: 청열사화(瀉火), 청열조습(燥濕), 청열량혈(凉血), 청허열(虛熱), 청열해독(解毒)약이 있다.

㉠ 청열사화약(淸熱瀉火藥)
: 석고(石膏), 지모(知母), 천화분(天花粉), 죽엽(竹葉), 담죽엽(淡竹葉), 치자(梔子), 하고초(夏枯草), 노근(蘆根), 청상자(靑葙子), 한수석(寒水石), 괴각(槐角), 압척초(鴨跖草), 곡정초(穀精草), 밀몽화(密蒙花)

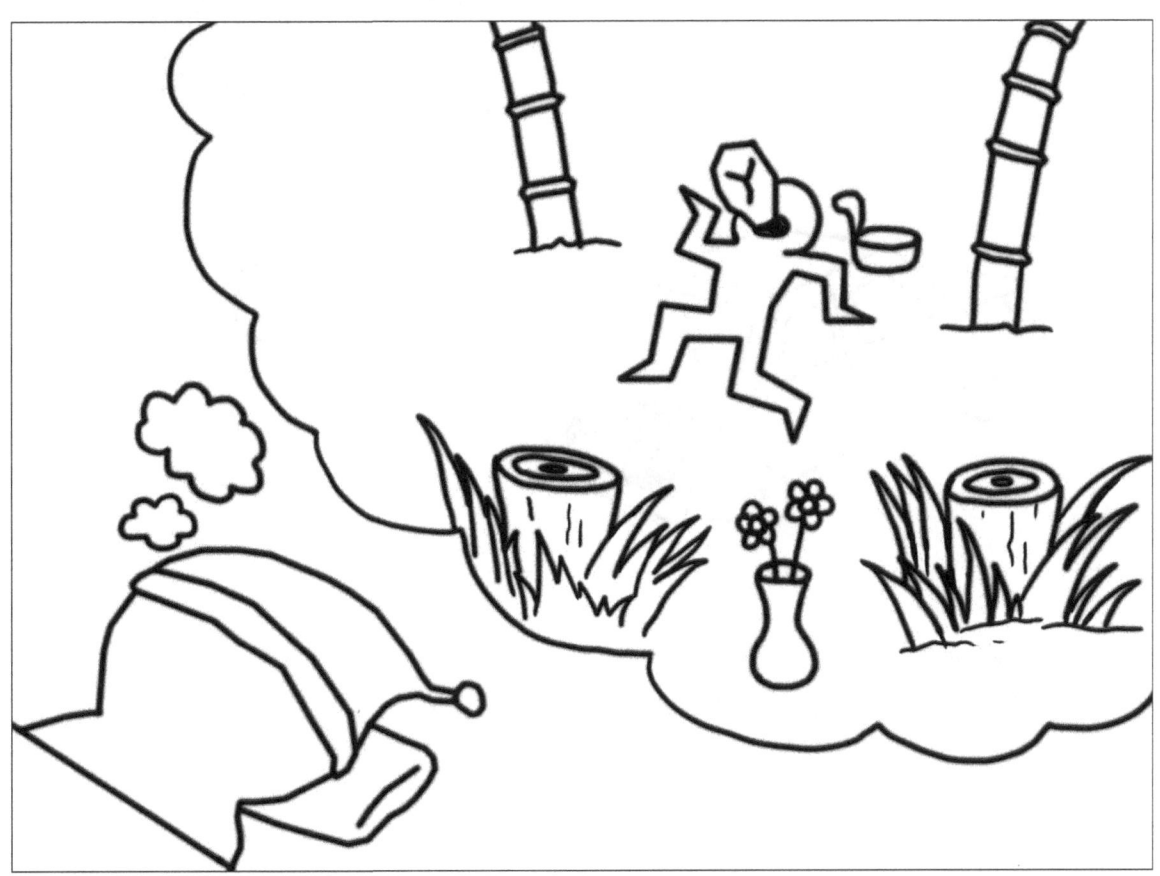

그림 3. 청열사화약

ⓛ 청열조습약(淸熱燥濕藥)

: 황금(黃芩), 황련(黃連), 황백(黃柏), 대두황권(大豆黃卷), 백선피(白鮮皮), 고삼(苦參), 용담초(龍膽草)

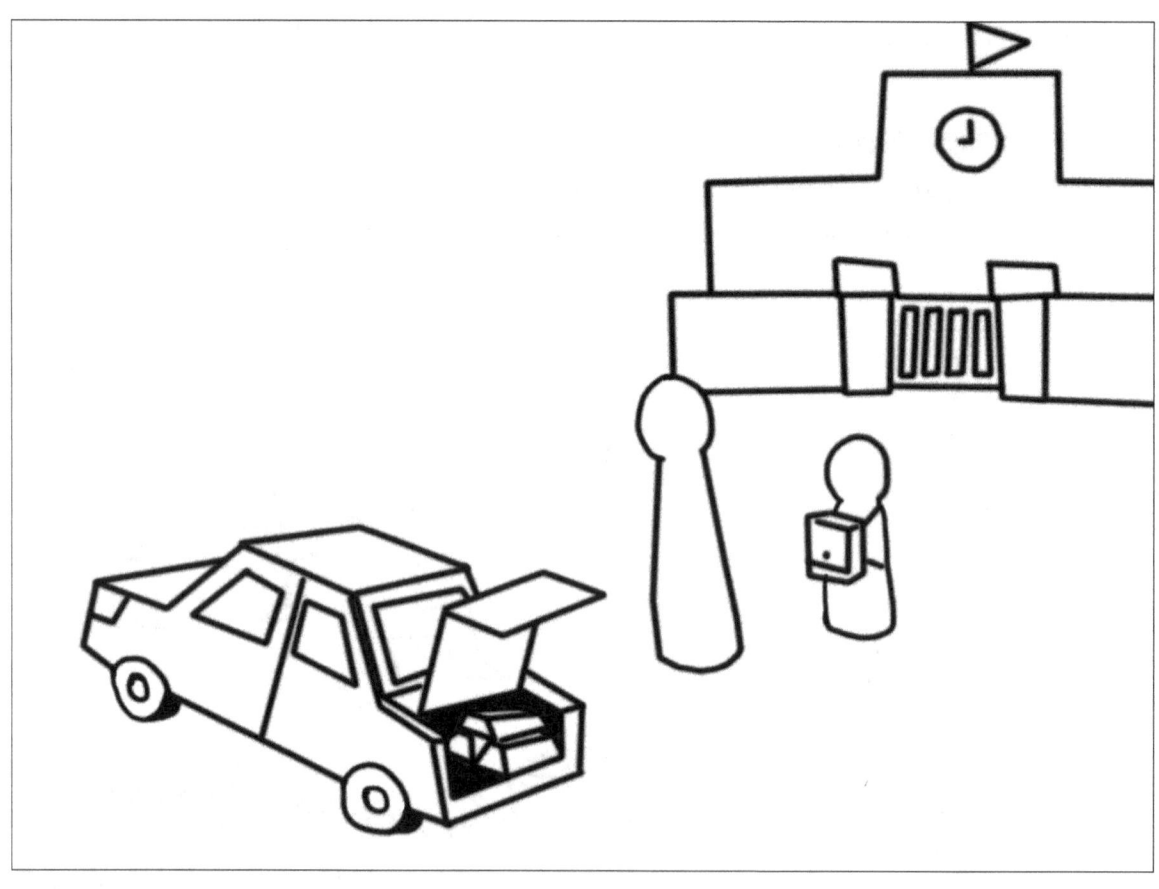

그림 4. 청열조습약

ⓒ 청열량혈약(淸熱凉血藥)

: 서각(犀角), 생지황(生地黃), 현삼(玄參), 자초(紫草), 목단피(牡丹皮), 적작약(赤芍藥)

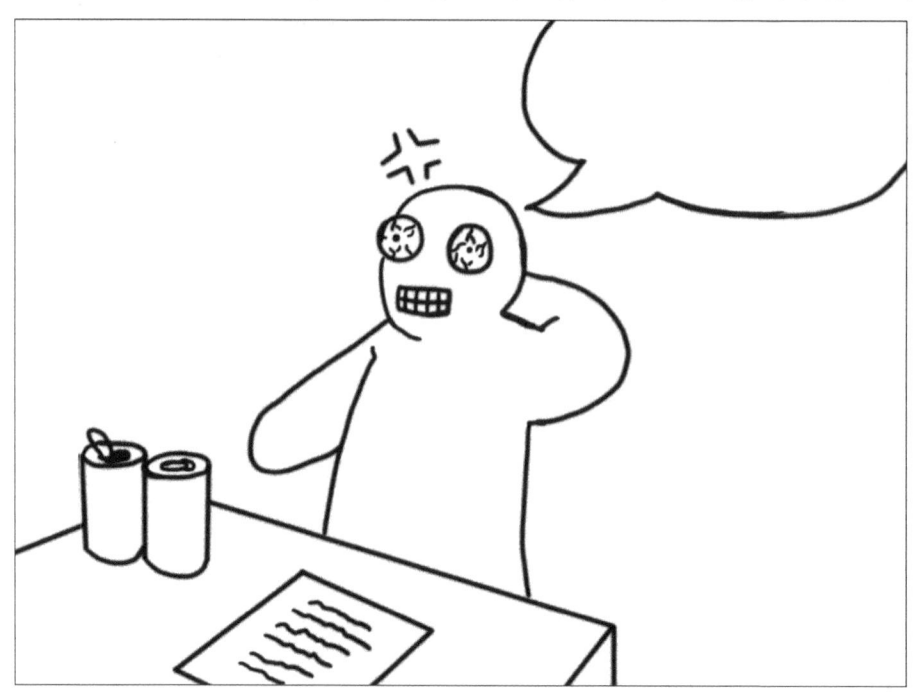

그림 5. 청열량혈약

ⓔ 청허열약(淸虛熱藥)

: 호황련(胡黃連), 은시호(銀柴胡), 청호(靑蒿), 지골피(地骨皮), 백미(白薇)

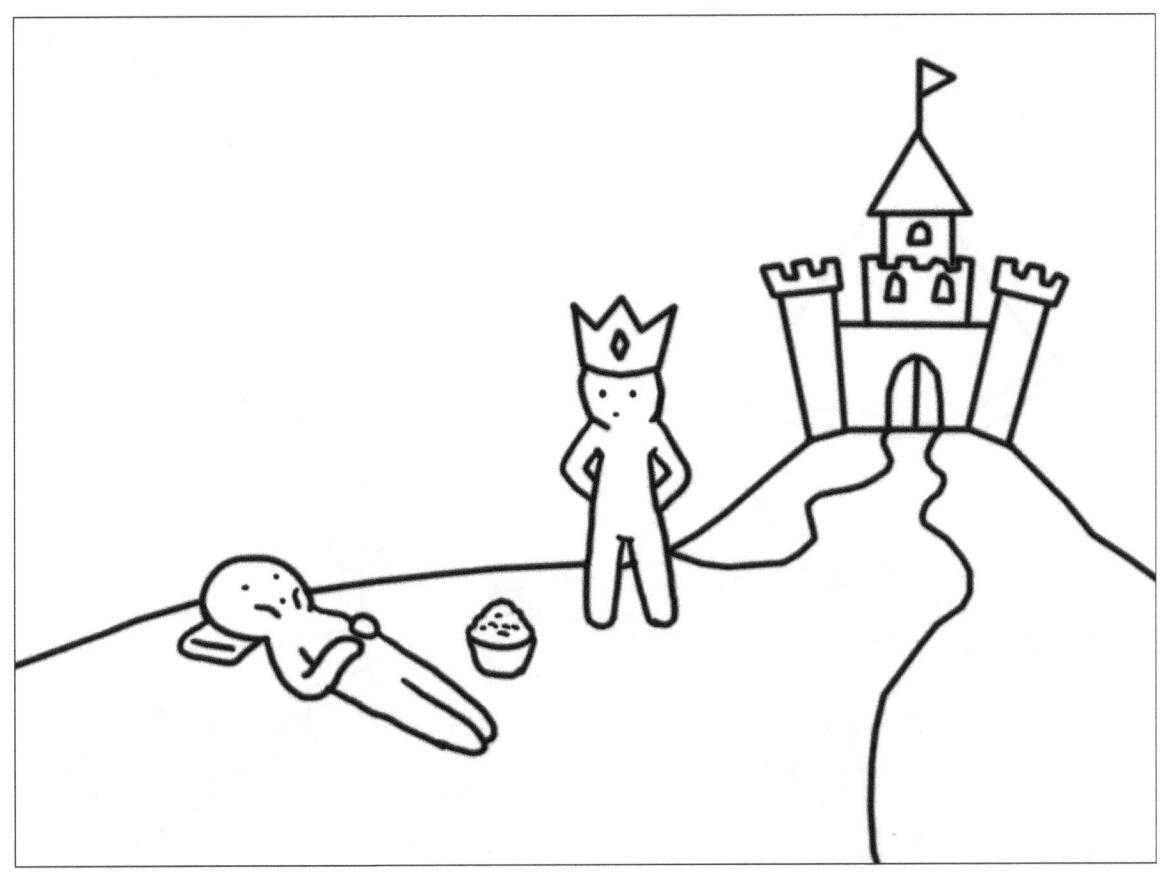

그림 6. 청허열약

ⓒ 청열해독약(淸熱解毒藥)

: 금은화(金銀花), 연교(連翹), 백두옹(白頭翁), 포공영(蒲公英), 자화지정(紫花地丁), 사간(射干), 위릉채(萎陵菜), 청대(靑黛), 대청엽(大靑葉), 판람근(板藍根), 조휴(蚤休), 우황(牛黃), 웅담(熊膽), 마발(馬勃), 마치현(馬齒莧), 녹두(綠豆), 어성초(魚腥草), 반변련(半邊蓮), 패장초(敗醬草), 산두근(山豆根), 토복령(土茯笭), 야국화(野菊花), 백렴(白蘝), 인동등(忍冬藤), 누로(漏蘆), 아담자(鴉膽子), 백화사설초(白花蛇舌草), 산자고(山慈姑), 진피(秦皮), 번백초(翻白草)

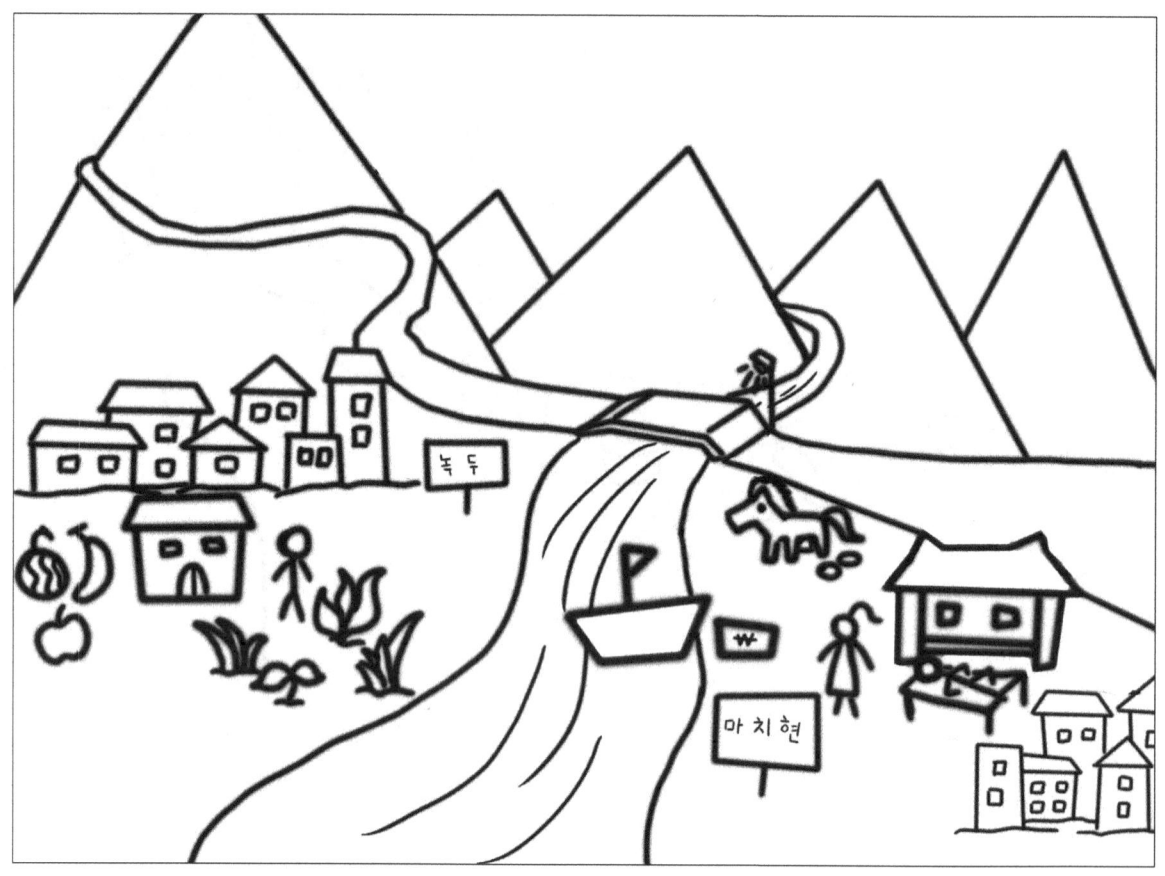

그림 7. 청열해독약

(3) 사하약(瀉下藥)

① 정의: 설사약의 총칭.

② 종류: 공하약(攻下藥), 윤하약(潤下藥), 준하축수약(峻下逐水藥)

㉠ 공하약(攻下藥)

: 대황(大黃), 망초(芒硝), 노회(蘆薈)

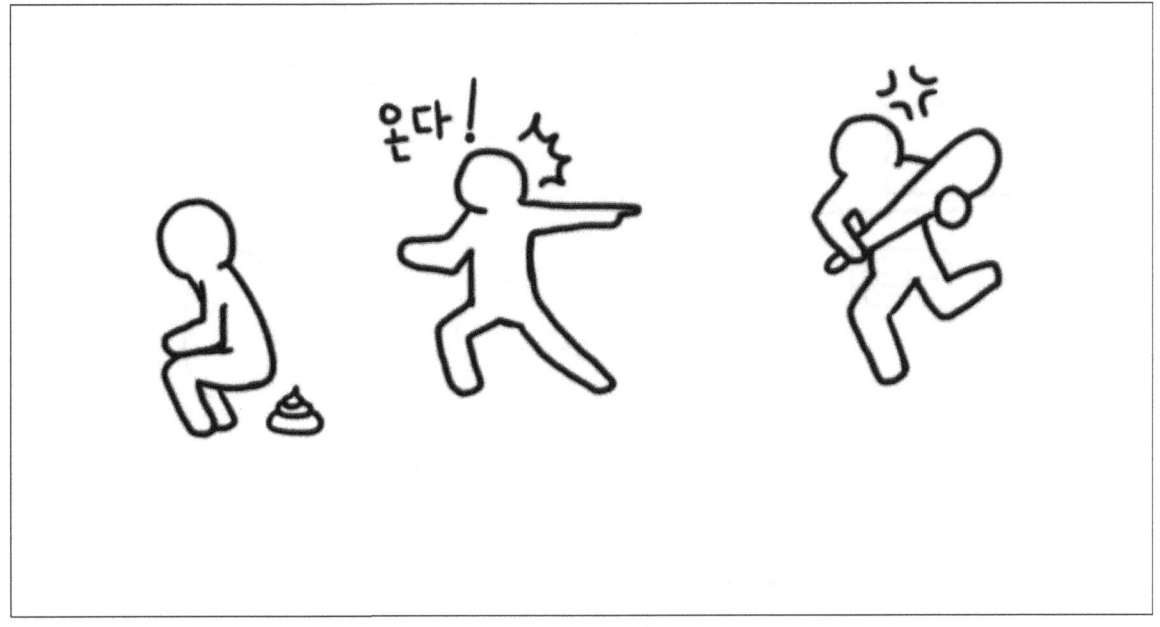

그림 8. 공하약

㉡ 윤하약(潤下藥)

: 화마인(火麻仁), 욱리인(郁李仁)

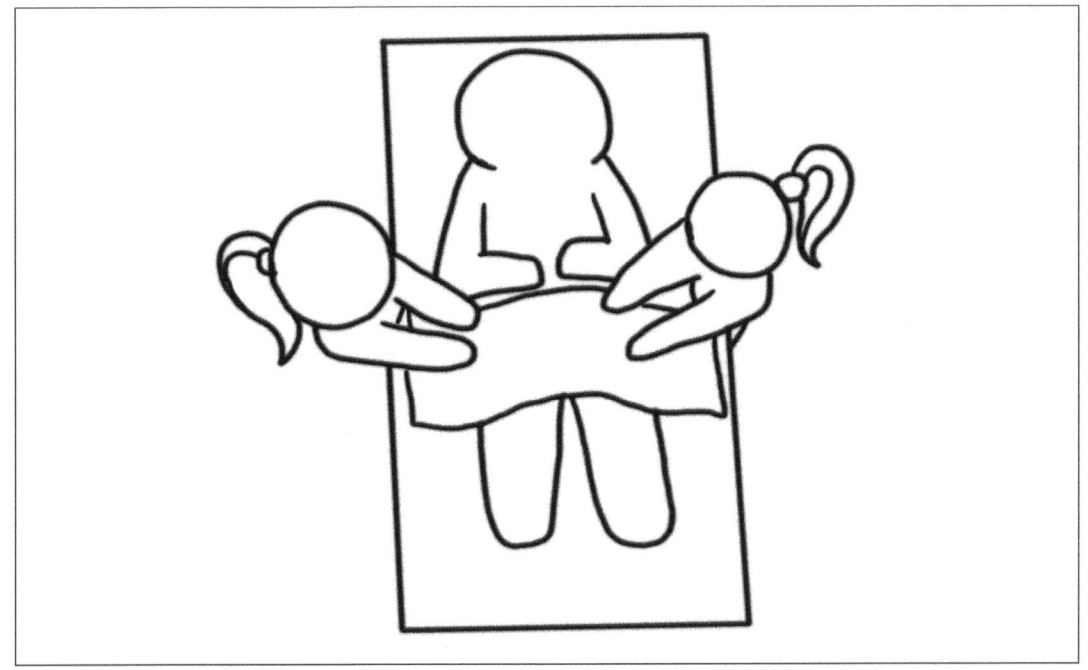

그림 9. 윤하약

ⓒ 준하축수약(峻下逐水藥)
: 감수(甘遂), 대극(大戟), 원화(芫花), 견우자(牽牛子), 상육(商陸), 파두(巴豆), 속수자(續隨子)

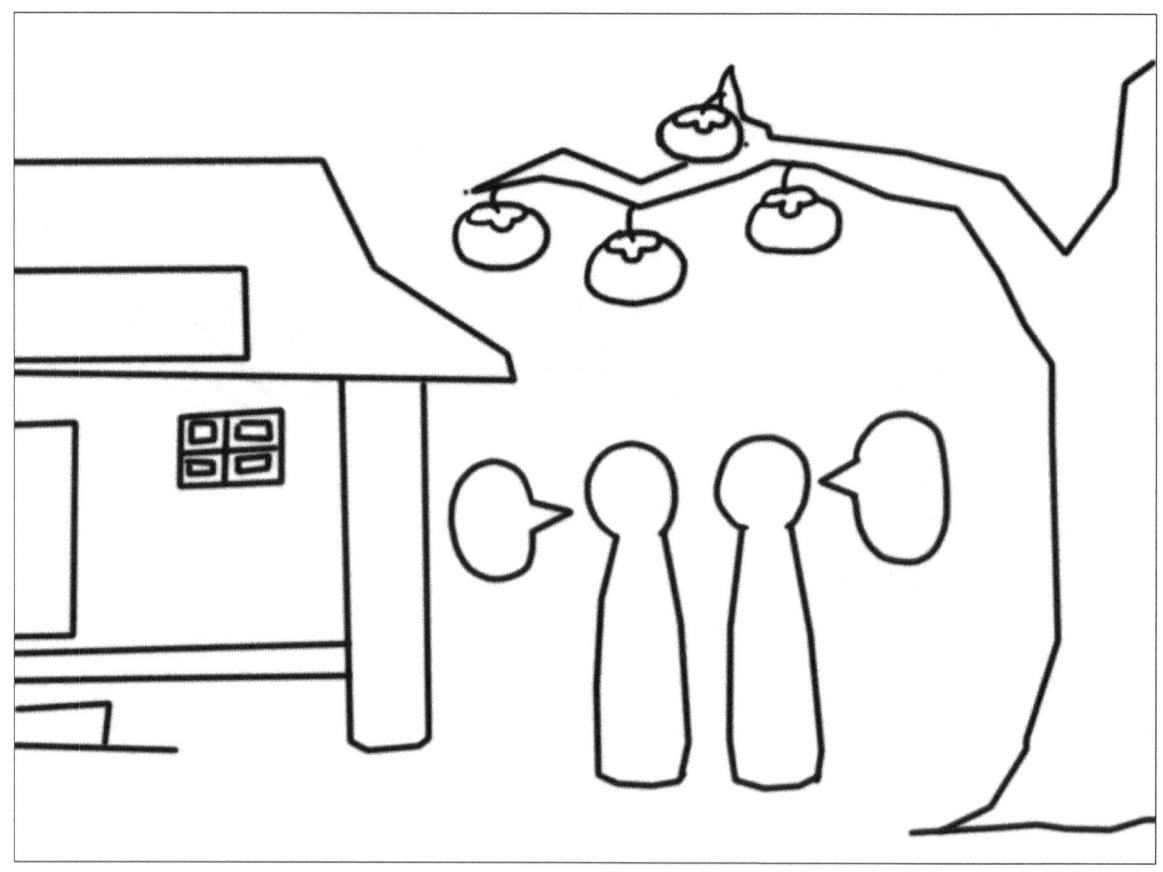

그림 10. 준하축수약

(4) 거풍습약(去風濕藥)
① 정의: 경맥에 있는 풍습사(風濕邪)를 없애 경맥이 잘 통하게 하고 통증을 멎게 하는 약.
② 종류: 거풍습지비통약(去風濕止痺痛藥), 거풍습강근골약(去風濕强筋骨藥), 서근활락약(舒筋活絡藥)

㉠ 거풍습지비통약(去風濕止痺痛藥)
: 독활(獨活), 위령선(威靈仙), 방기(防己), 진교(秦艽), 해동피(海桐皮), 초오(草烏), 잠사(蠶沙), 발계(菝葜), 마전자(馬錢子)

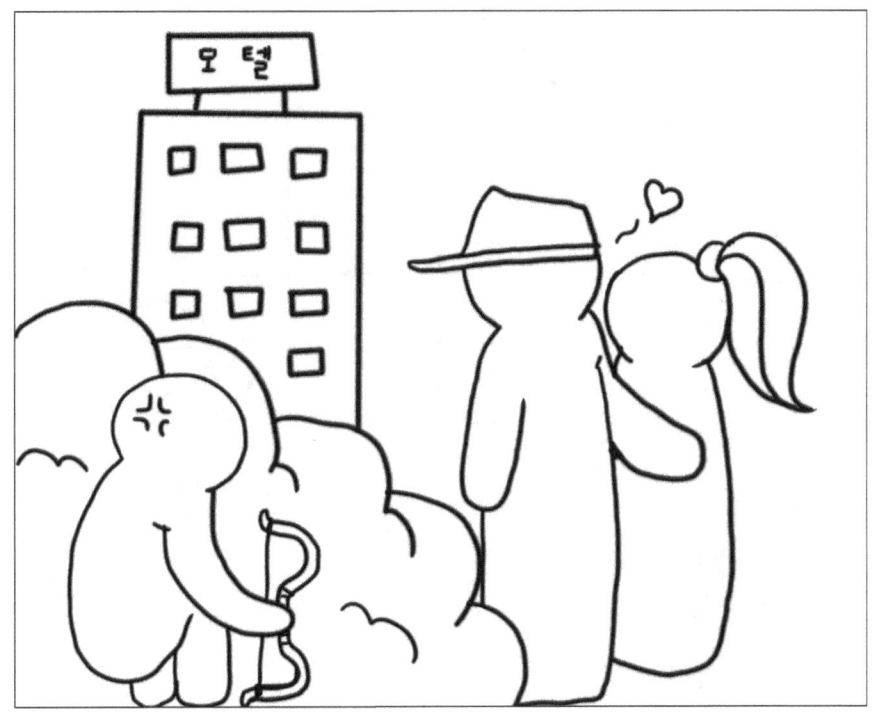

그림 11. 거풍습지비통

㉡ 거풍습강근골약(去風濕强筋骨藥)
: 오가피(五加皮), 호골(虎骨), 곡기생(槲寄生), 상기생(桑寄生)

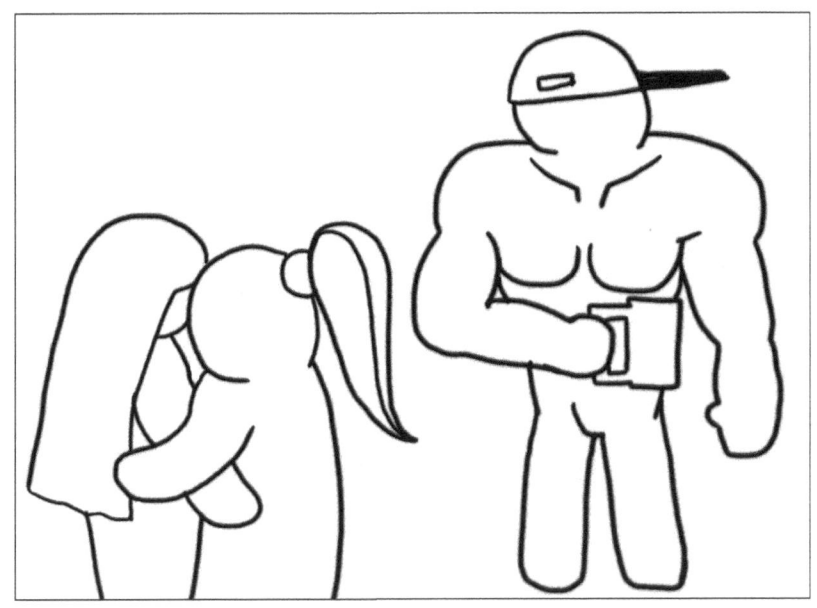

그림 12. 거풍습강근골

ⓒ 서근활락(舒筋活絡)

: 목과(木瓜), 낙석등(絡石藤), 상지(桑枝), 백화사(白花蛇), 희렴초(豨薟草), 서장경(徐長卿), 사과락(絲瓜絡), 오초사(烏梢蛇), 취오동(臭梧桐), 해풍등(海風藤)

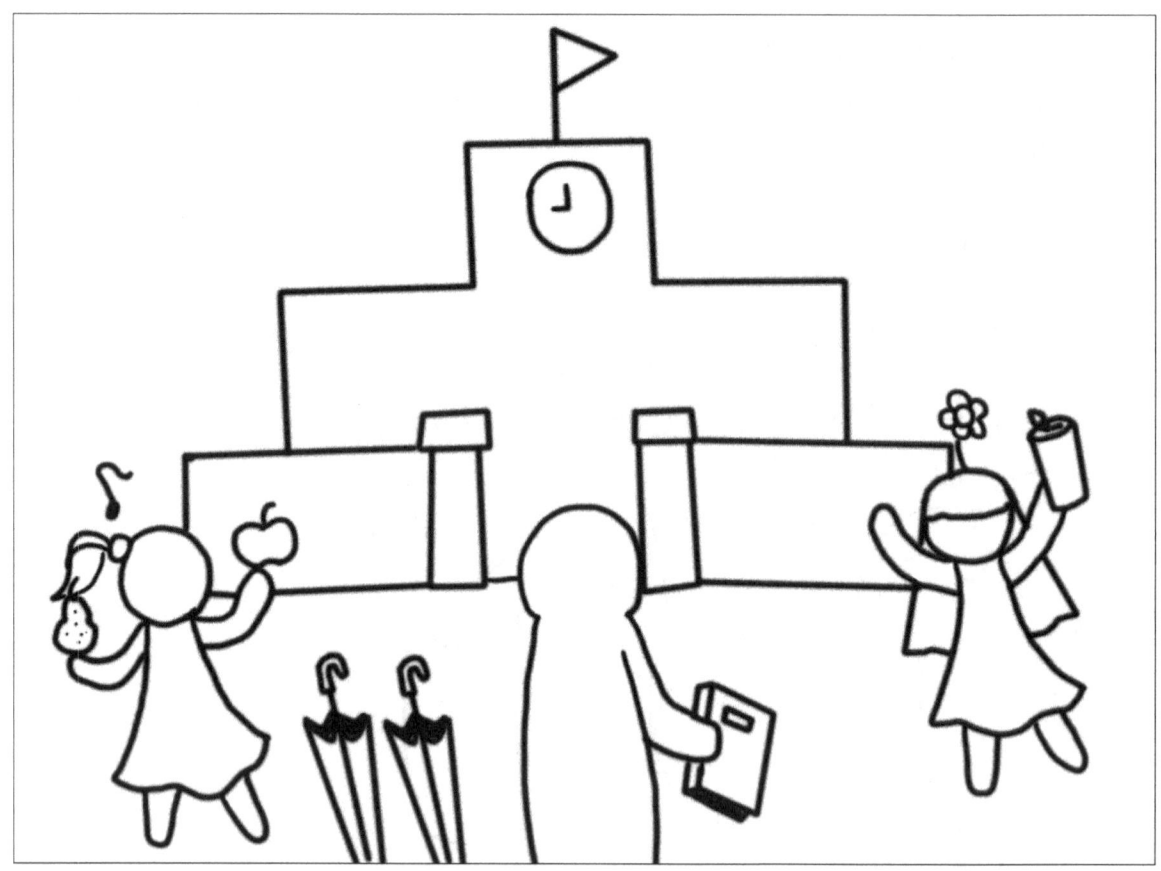

그림 13. 서근활락약

(5) 방향화습약(芳香化濕藥)

① 정의: 체내에 있는 습탁(濕濁)을 방향성이 있는 약물로 치료하는 약.

: 창출(蒼朮), 후박(厚朴), 광곽향(廣藿香), 사인(砂仁), 패란(佩蘭), 백두구(白豆蔲), 초두구(草豆蔲), 초과(草果)

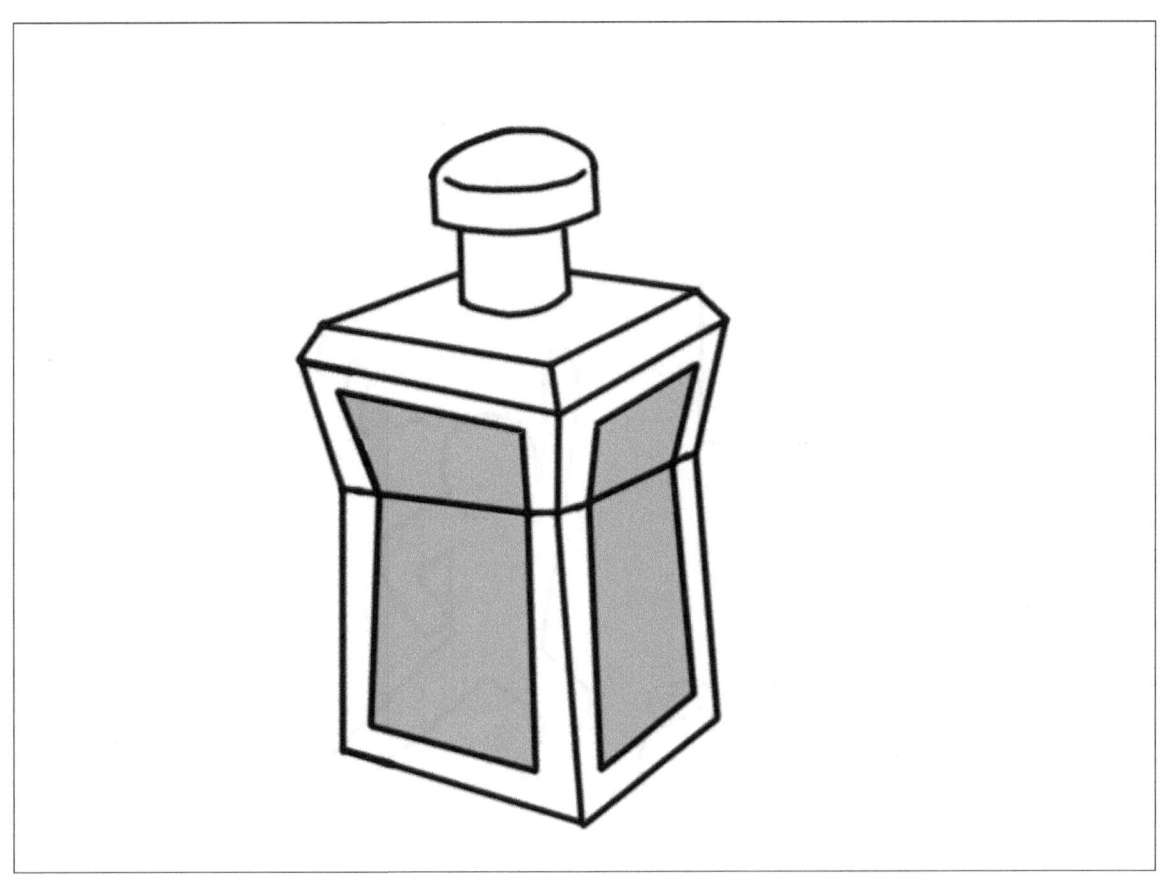

그림 14. 방향화습약

(6) 이수삼습약(利水滲濕藥)

① 정의: 인체 내에 습(濕)을 원활하게 돌려서 소변 등으로 배출시키는 약.

② 종류: 이수퇴종약(利水退腫藥), 이습퇴황약(利濕退黃藥), 이뇨통림약(利尿通淋藥)

㉠ 이수퇴종약(利水退腫藥)

: 복령(茯苓), 저령(猪苓), 택사(澤瀉), 택칠(澤漆), 의이인(薏苡仁), 동과피(冬瓜皮), 적소두(赤小豆), 누고(螻蛄), 옥미수(玉米鬚)

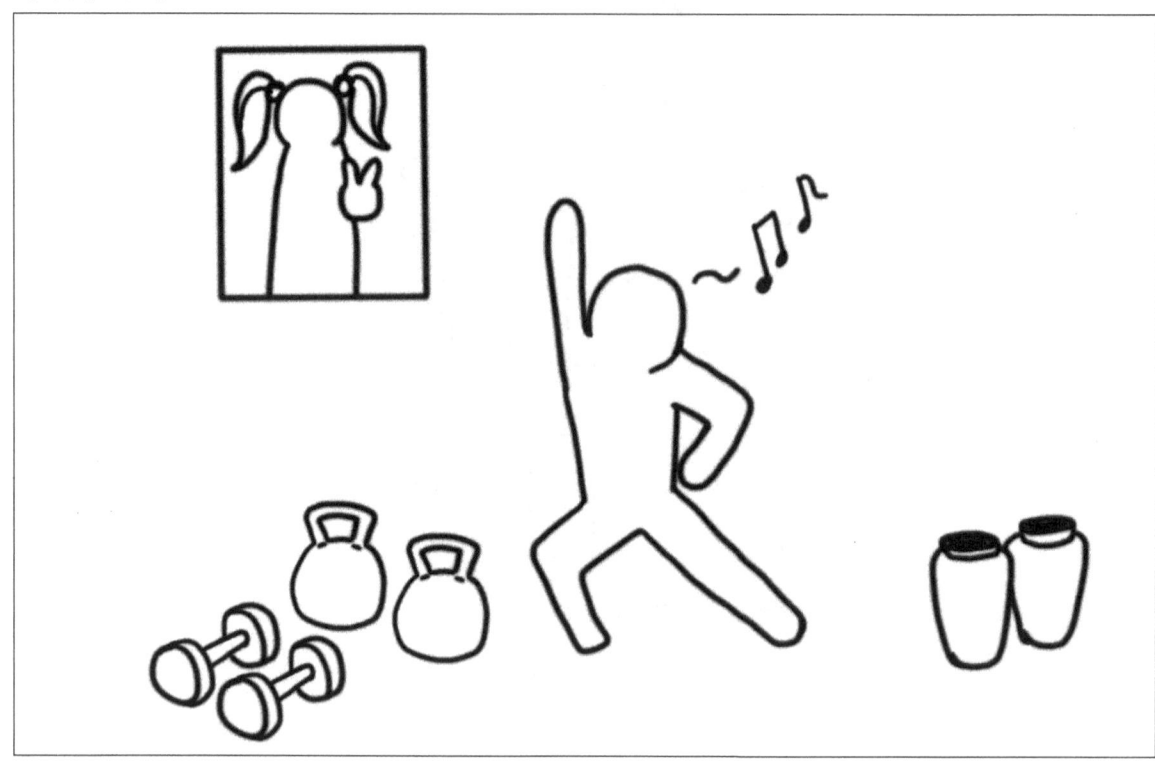

그림 15. 이수삼습약

㉡ 이습퇴황약(利濕退黃藥)

: 인진호(茵陳胡), 금전초(金錢草)

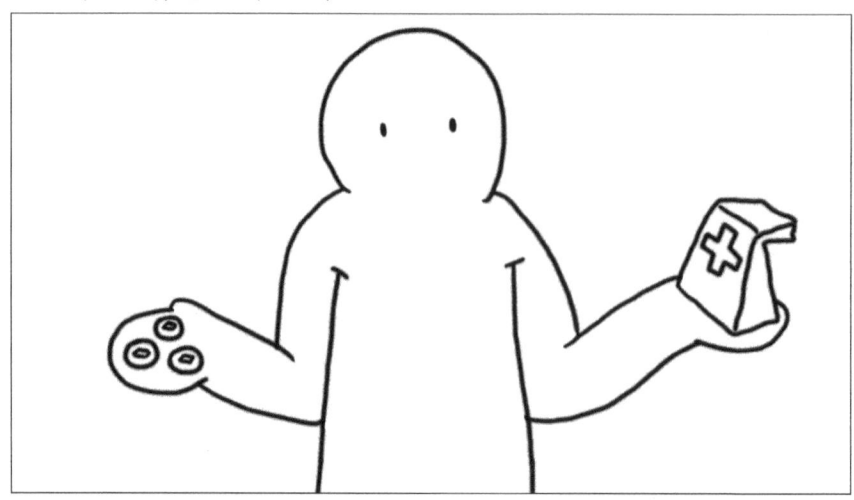

그림 16. 이습퇴황약

ⓒ 이뇨통림약(利尿通淋藥)
: 차전자(車前子), 목통(木通), 활석(滑石), 통초(通草), 해금사(海金沙), 석위(石韋), 비해(萆薢), 편축(萹蓄), 구맥(瞿麥), 동규자(冬葵子), 등심초(燈心草), 삼백초(三白草), 지부자(地膚子)

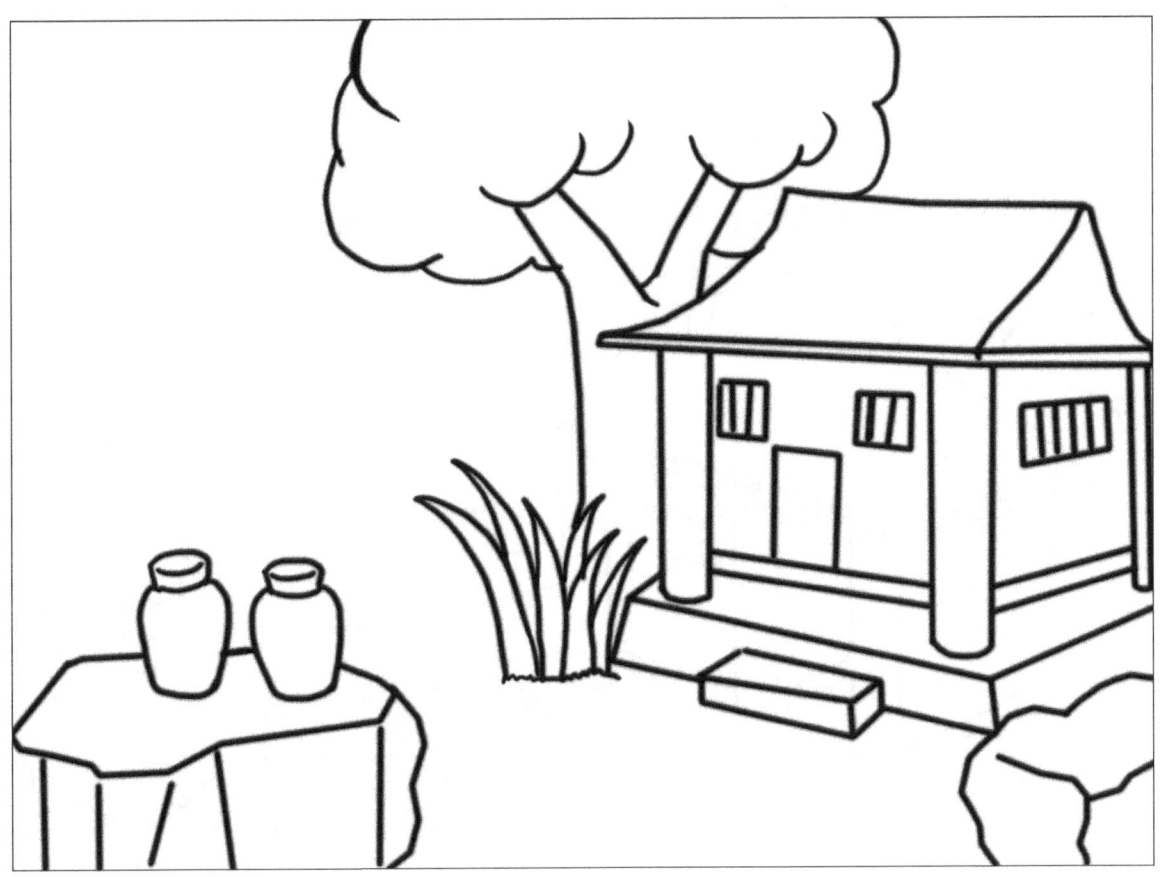

그림 17. 이뇨통림약

(7) 온리약(溫裏藥)

① 정의: 리한증(裏寒證)을 치료하는 약. 온중거한(溫中祛寒), 익화조양(益火助陽)한다.

: 부자(附子), 천오두(川烏頭), 건강(乾薑), 육계(肉桂), 오수유(吳茱萸), 촉초(蜀椒), 필발(蓽撥), 필징가(蓽澄茄), 정향(丁香), 고량강(高良薑), 소회향(小茴香), 호초(胡椒)

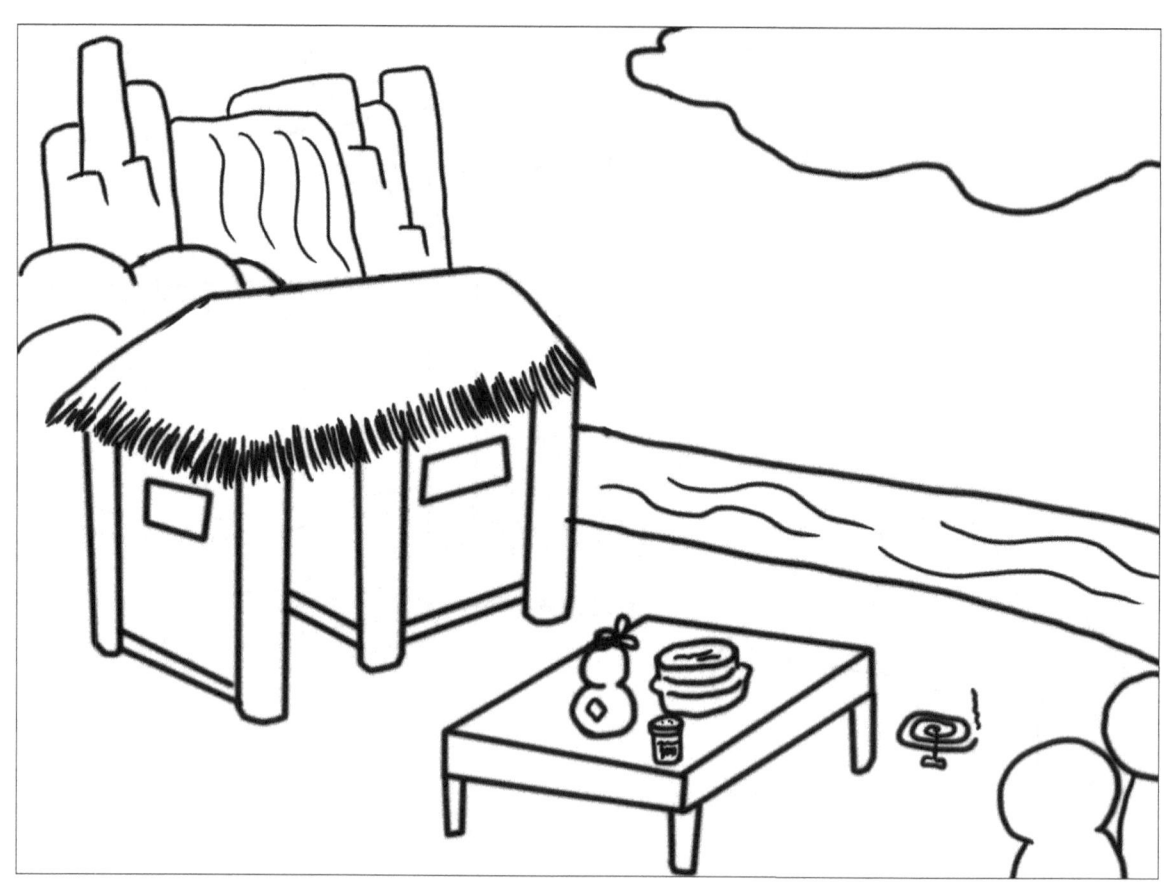

그림 18. 온리약

(8) 이기약(理氣藥)

① 정의: 기(氣)를 운동시키는 약. 기기(氣機)를 소통시켜 기병(氣病)을 치료하는 약을 말한다.

 : 진피(陳皮), 청피(靑皮), 지실(枳實), 지각(枳殼), 목향(木香), 오약(烏藥), 침향(沈香), 천련자(川楝子), 여지핵(荔枝核), 시체(柿蒂), 청목향(靑木香), 향부자(香附子), 해백(薤白), 단향(檀香), 매괴화(玫瑰花), 대복피(大服皮), 토목향(土木香), 감송향(甘松香)

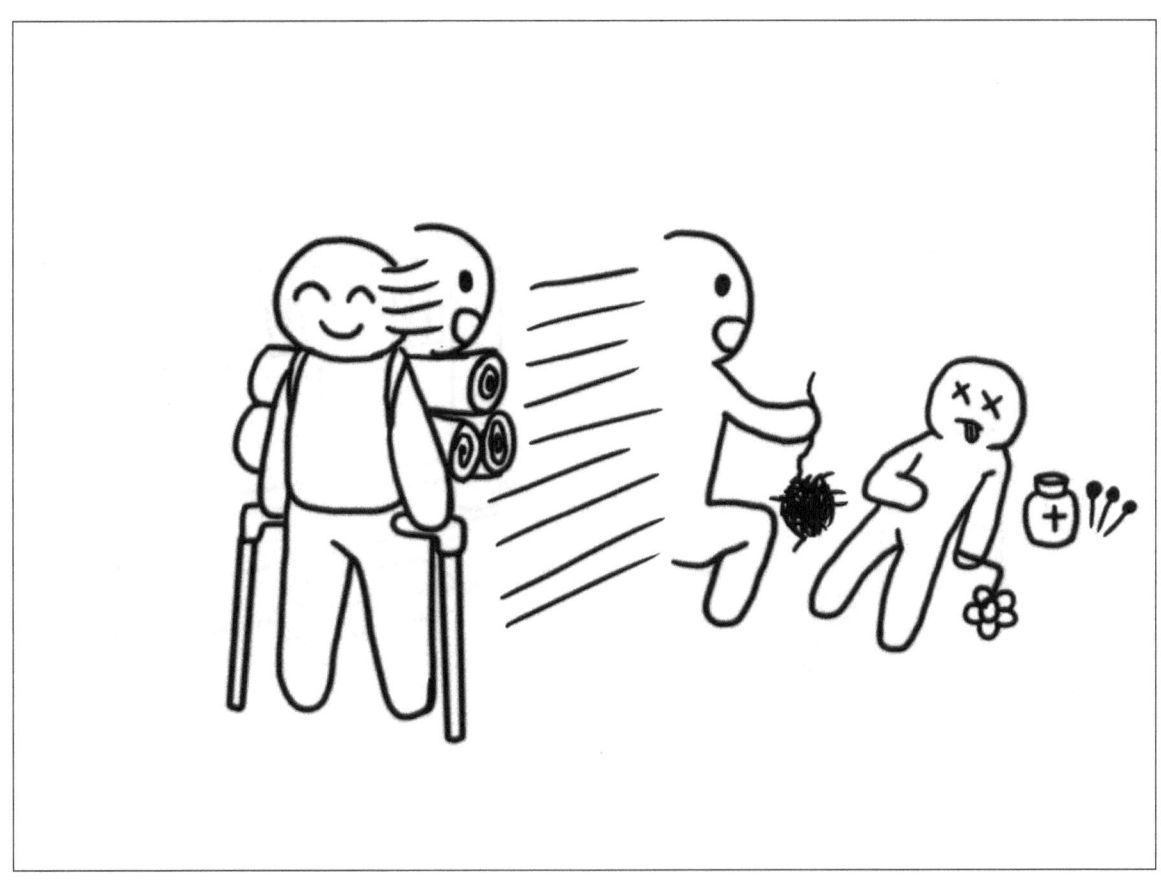

그림 19. 이기약

(9) 소식약(消食藥)

① 정의: 소화가 잘되게 하고 식욕을 촉진시키는 약재. 소도약(消導藥)이라고도 한다.

: 산사(山査), 신곡(神麯), 맥아(麥芽), 곡아(穀芽), 나복자(萊菔子), 계내금(鷄內金)

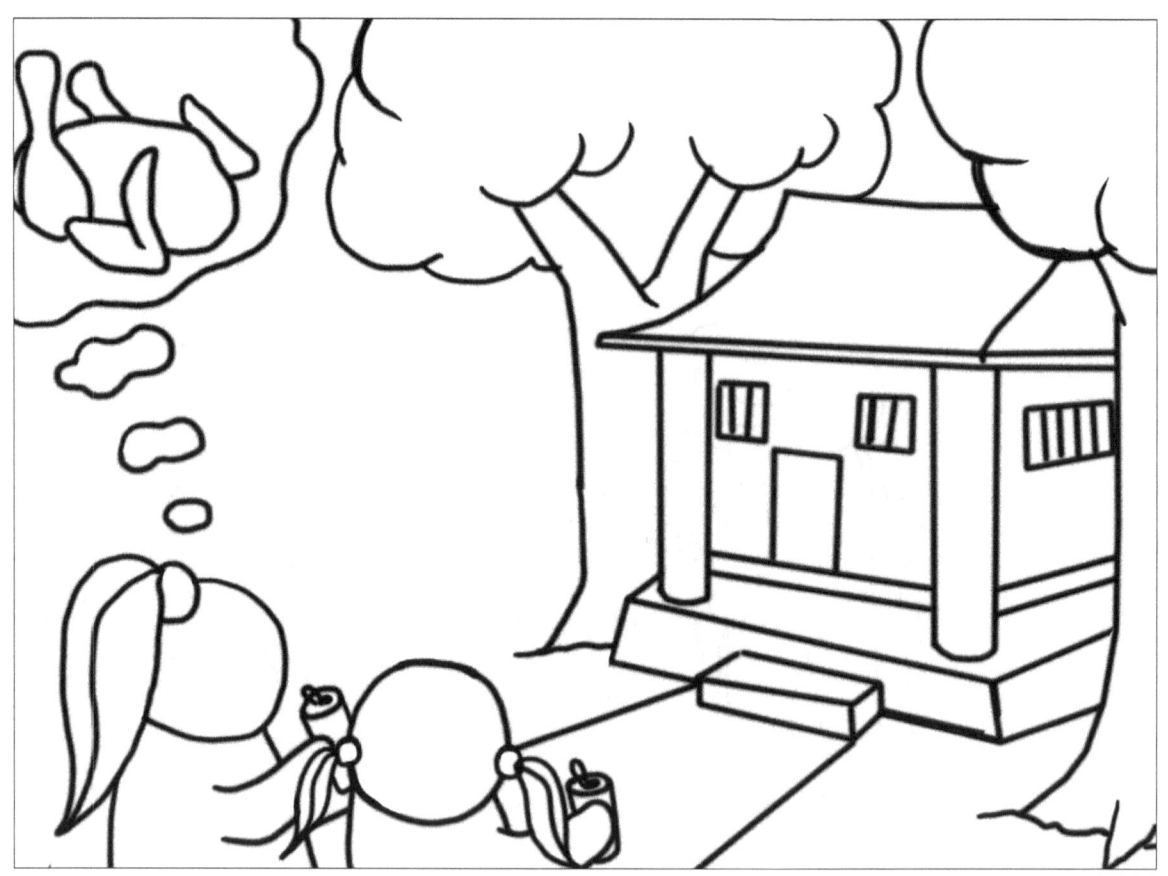

그림 20. 소식약

(10) 구충약(驅蟲藥)

① 정의: 장관(腸管) 안의 기생충을 몸 밖으로 내보내는 약.

: 사군자(使君子), 고련피(苦棟皮), 빈랑(檳榔), 뇌환(雷丸), 학슬(鶴蝨), 비자(榧子), 무이(蕪荑), 관중(貫衆)

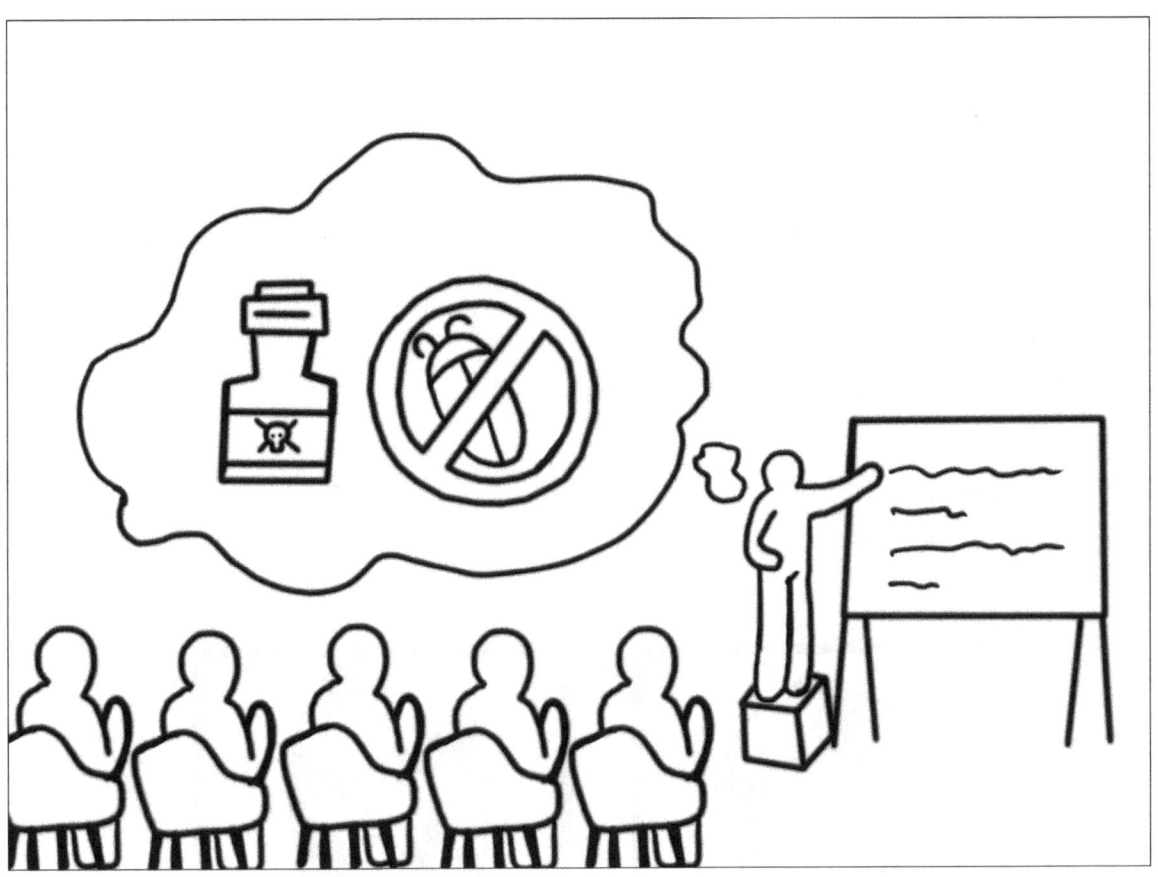

그림 21. 구충약

(11) 지혈약

① 정의: 출혈을 멎게 하는 약. 피가 나는 원인에 따라 적합한 지혈약을 골라 쓴다.

② 종류: 수렴지혈(收斂止血), 량혈지혈(凉血止血), 화어지혈(化瘀止血), 온경지혈(溫經止血)

㉠ 수렴지혈(收斂止血)

: 선학초(仙鶴草), 백급(白及), 종려피(棕櫚皮), 우절(藕節)

㉡ 량혈지혈(凉血止血)

: 대계(大薊), 소계(小薊), 지유(地楡), 괴화(槐花), 측백엽(側柏葉), 저마근(苧麻根), 백모근(白茅根), 양제근(羊蹄根)

㉢ 화어지혈(化瘀止血)

: 삼칠근(三七根), 포황(蒲黃), 천초근(茜草根), 화예석(花蕊石)

㉣ 온경지혈(溫經止血)

: 애엽(艾葉), 복룡간(伏龍肝)

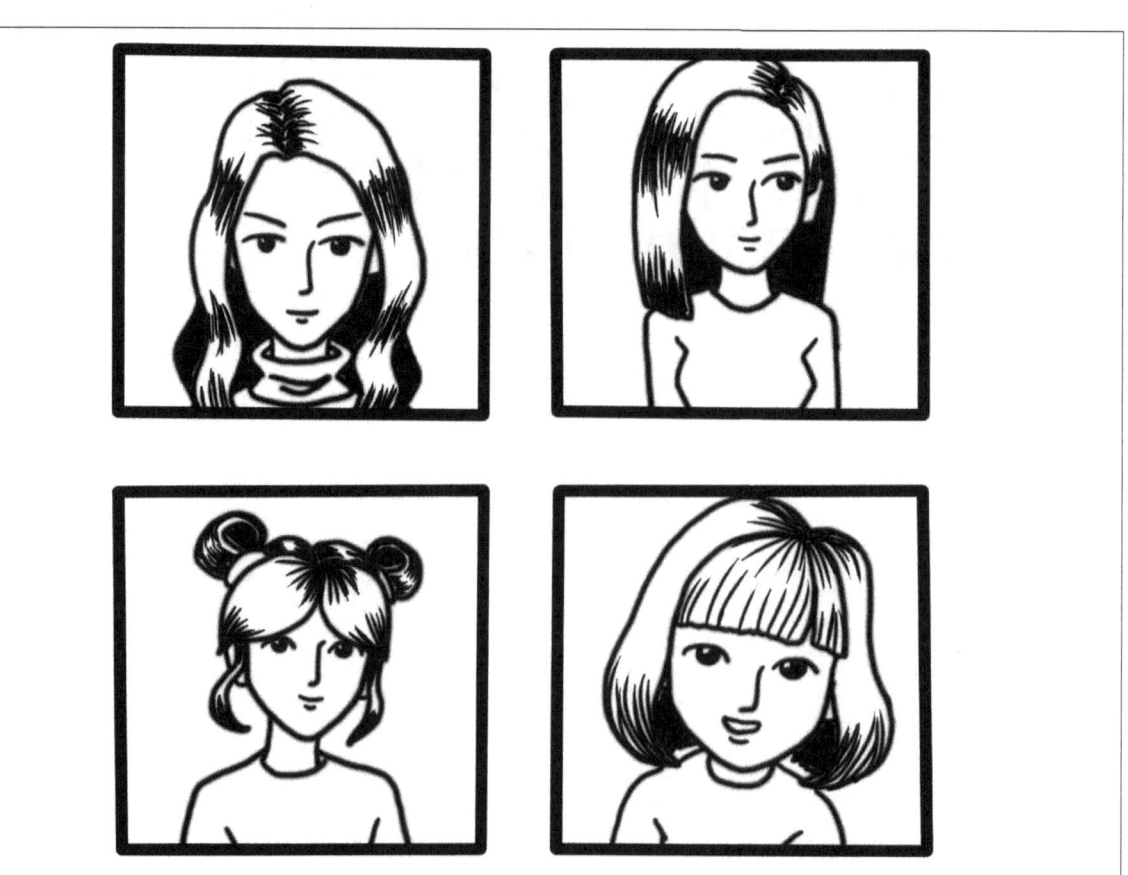

그림 22. 지혈약

(12) 활혈거어약(活血祛瘀藥)

① 정의: 행혈(行血) 하여 막히거나 정체된 어혈(瘀血)을 제거하는 효능이 있는 약.

: 천궁(川芎), 유향(乳香), 몰약(沒藥), 현호색(玄胡索), 울금(鬱金), 강황(薑黃), 아출(莪朮), 삼릉(三棱), 단삼(丹參), 호장근(虎杖根), 익모초(益母草), 도인(桃仁), 홍화(紅花), 오령지(五靈脂), 우슬(牛膝), 천산갑(穿山甲), 자충(蟅蟲), 수질(水蛭), 맹충(虻蟲), 택란(澤蘭), 능소화(凌霄花), 자연동(自然銅), 왕불류행(王不留行), 유기노(劉寄奴), 소목(蘇木), 건칠(乾漆), 조각자(皂角刺), 혈갈(血竭), 마편초(馬鞭草), 충울자(茺蔚子), 권백(卷柏), 계혈등(鷄血藤)

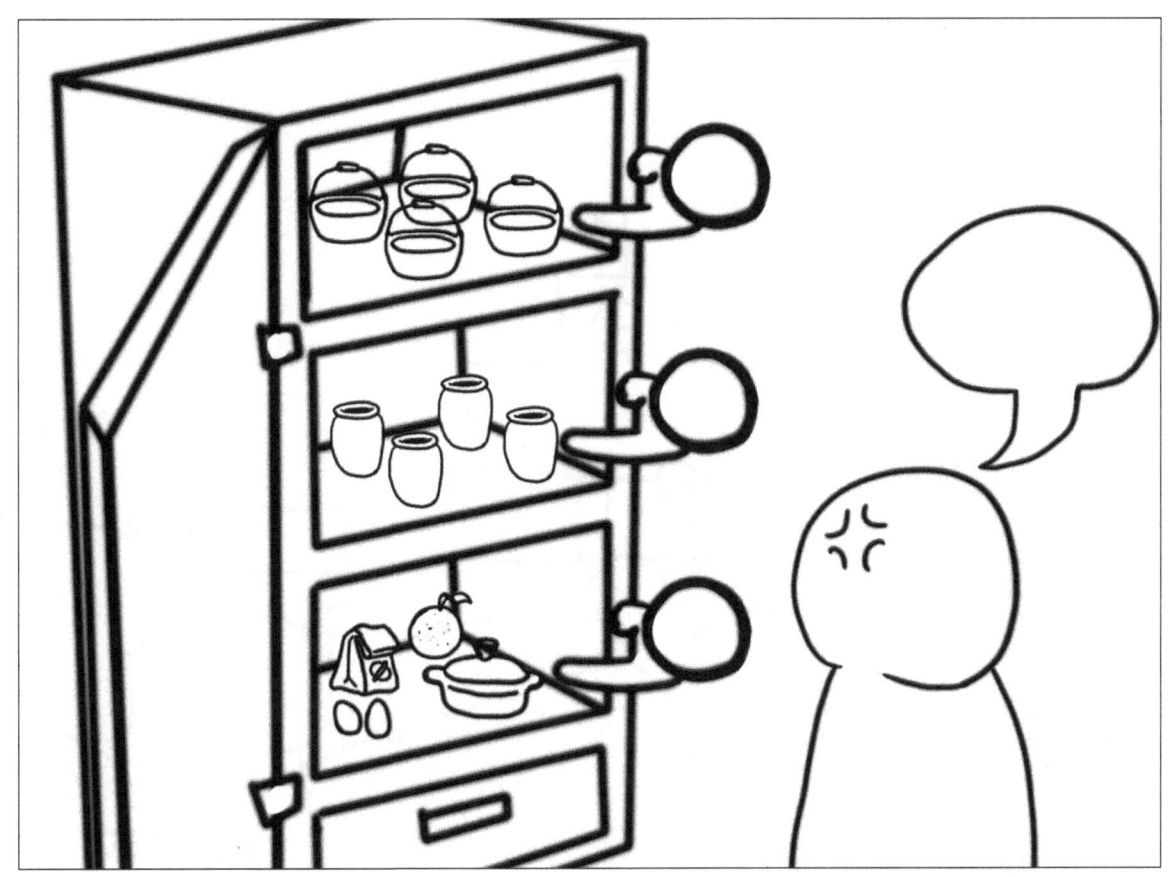

그림 23. 활혈거어약

(13) 화담지해평천약(化痰止咳平喘藥)
① 정의: 담(痰)을 삭이는 약과 기침을 멎게 하고 숨이 찬 증상을 낫게 하는 약.
② 종류: 청화열담약(淸化熱痰藥), 온화한담약(溫化寒痰), 지해평천약(止咳平喘藥)

㉠ 청화열담약(淸化熱痰藥)
: 전호(前胡), 길경(桔梗), 과루(瓜蔞), 천패모(川貝母), 절패모(浙貝母), 천축황(天竺黃), 죽여(竹茹), 죽력(竹瀝), 해부석(海浮石), 문합(文蛤), 청몽석(靑礞石), 해조(海藻), 곤포(昆布), 반대해(胖大海), 와릉자(瓦楞子), 비파엽(枇杷葉), 동과자(冬瓜子)

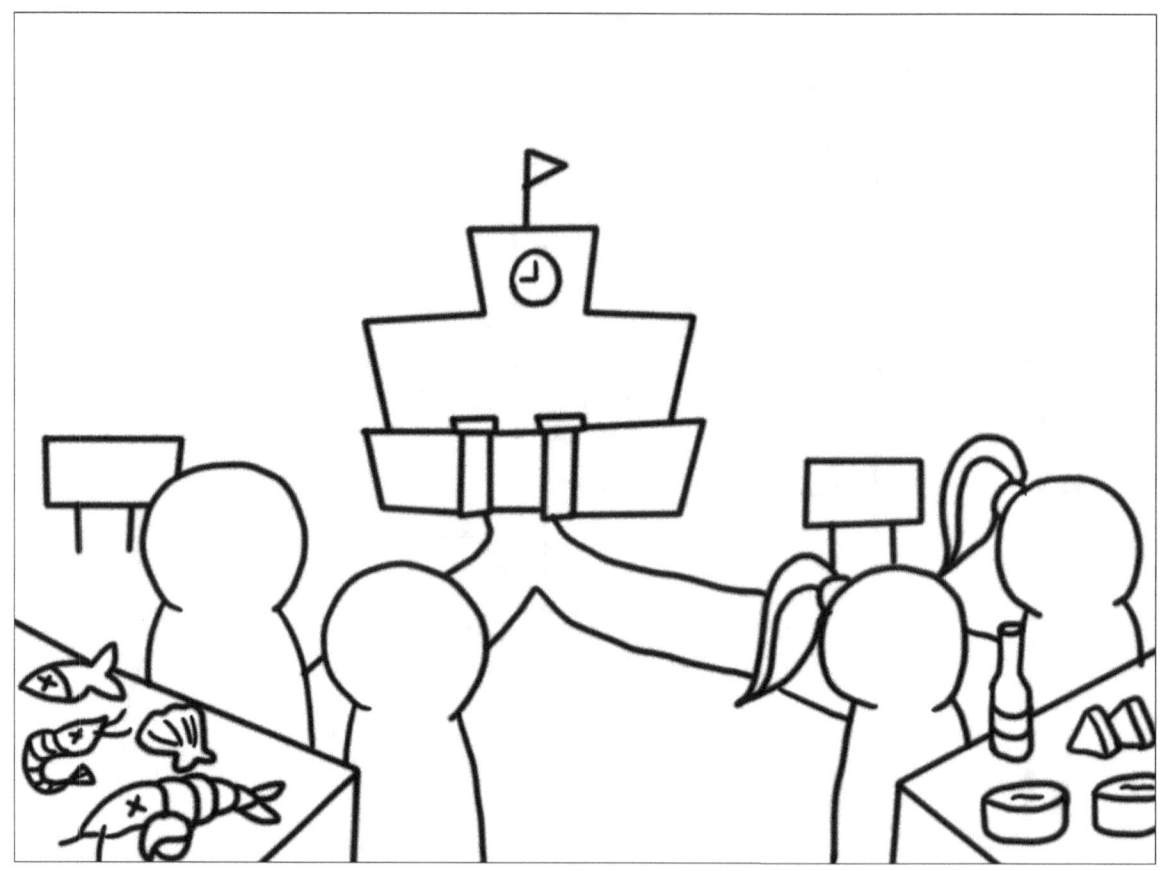

그림 24. 청화열담약

ⓛ 온화한담약(溫化寒痰藥)

: 반하(半夏), 천남성(天南星), 백부자(白附子), 백개자(白芥子), 조협(皂莢), 선복화(旋覆花), 백전(白前)

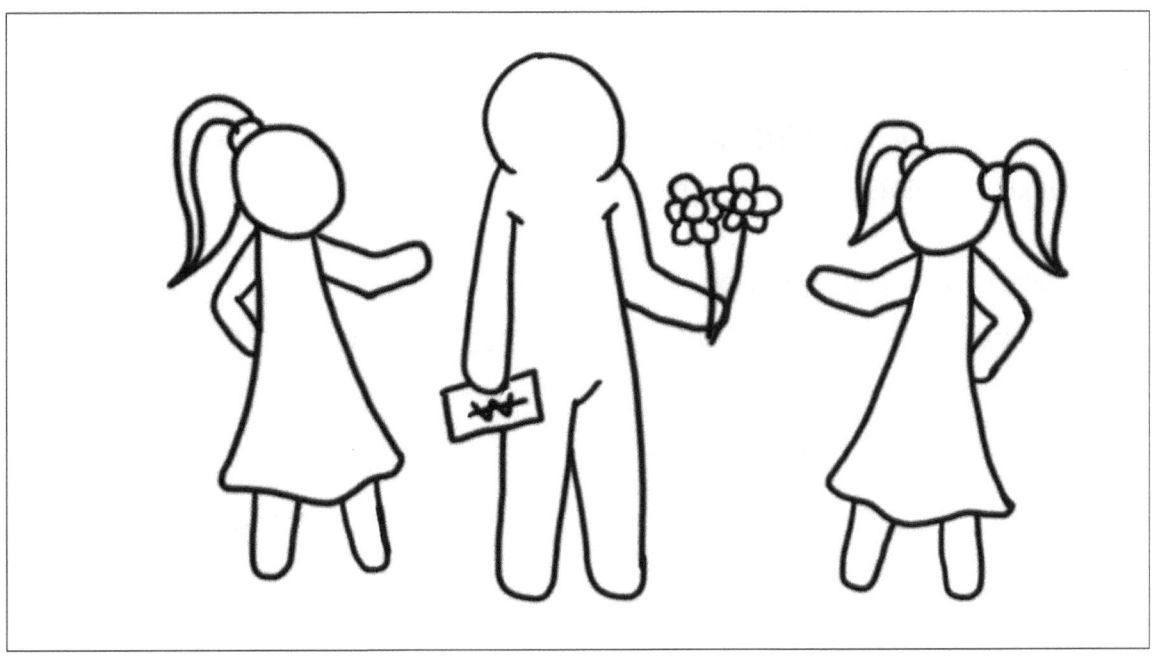

그림 25. 온화한담약

ⓒ 지해평천약(止咳平喘藥)

: 행인(杏仁), 백부근(百部根), 자완(紫菀), 관동화(款冬花), 소자(蘇子), 상백피(桑白皮), 정력자(葶藶子), 마두령(馬兜鈴), 백과(白果)

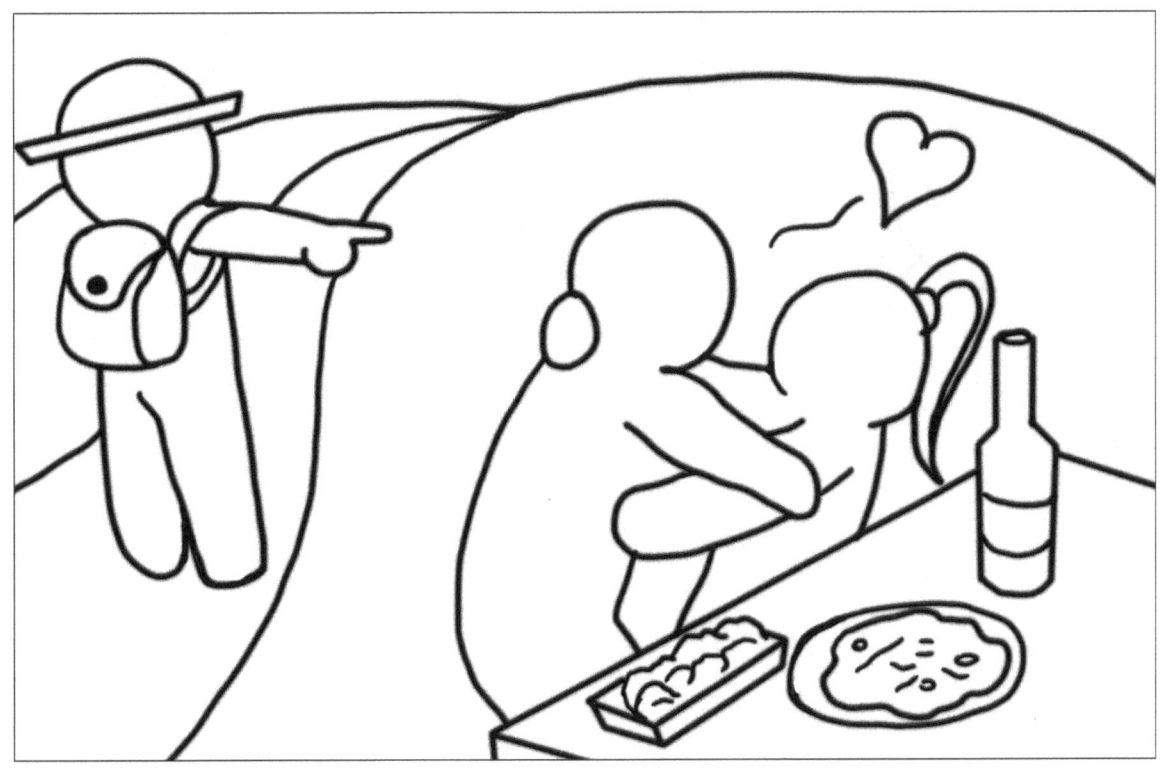

그림 26. 지해평천약

(14) 안신약(安神藥)
① 정의: 정신을 편안하게 진정시키는 효능이 있어 신지불안(神志不安) 관련 병증을 치료하는 약물.
② 종류: 진심안신약(鎭心安神藥), 양심안신약(養心安神藥)

㉠ 진심안신약(鎭心安神藥, 重鎭安神藥)
: 주사(朱砂), 자석(磁石), 용골(龍骨), 호박(琥珀)

㉡ 양심안신약(養心安神藥, 滋養安神藥)
: 산조인(酸棗仁), 백자인(柏子仁), 원지(遠志), 합환피(合歡皮), 야교등(夜交藤), 영지(靈芝)

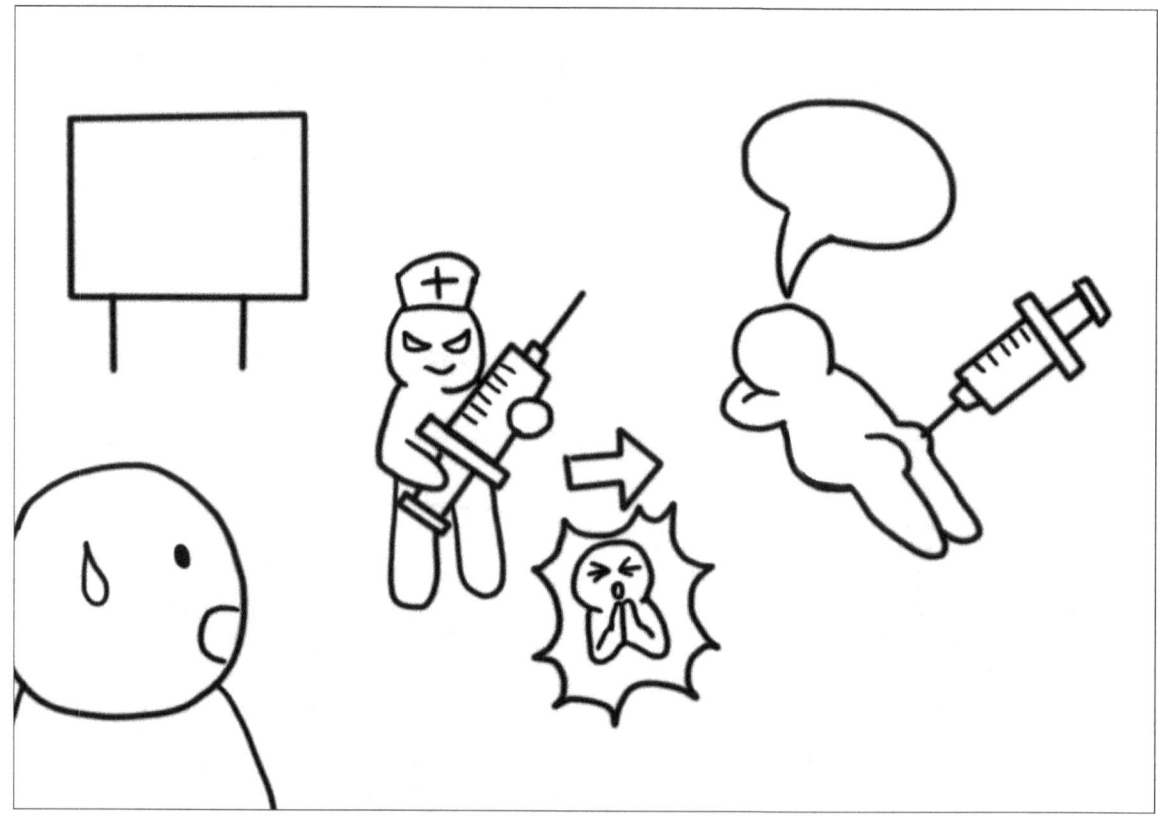

그림 27. 안신약

(15) 평간약(平肝藥)
① 정의: 간기(肝氣)가 편성(編盛)한 것을 조정하여 식풍(熄風), 잠양(潛陽) 하는 작용을 지닌 약물.
② 종류: 평간식풍약(平肝熄風藥), 평간잠양약(平肝潛陽藥)

㉠ 평간식풍약(平肝熄風藥)
: 영양각(羚羊角), 조구등(釣鉤藤), 천마(天麻), 백강잠(白殭蠶), 전갈(全蝎), 오공(蜈蚣), 구인(蚯蚓), 결명자(決明子)

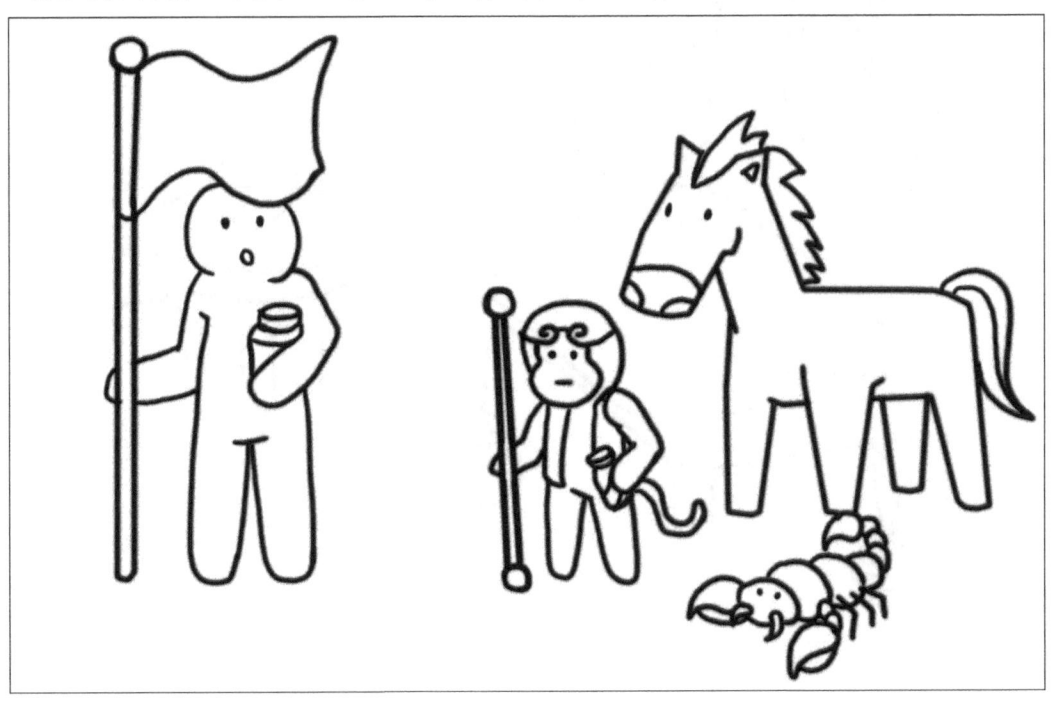

그림 28. 평간식풍약

㉡ 평간잠양약(平肝潛陽藥)
: 석결명(石決明), 모려(牡蠣), 진주(珍珠), 진주모(珍珠母), 대모(玳瑁), 대자석(代赭石), 백질려(白蒺藜)

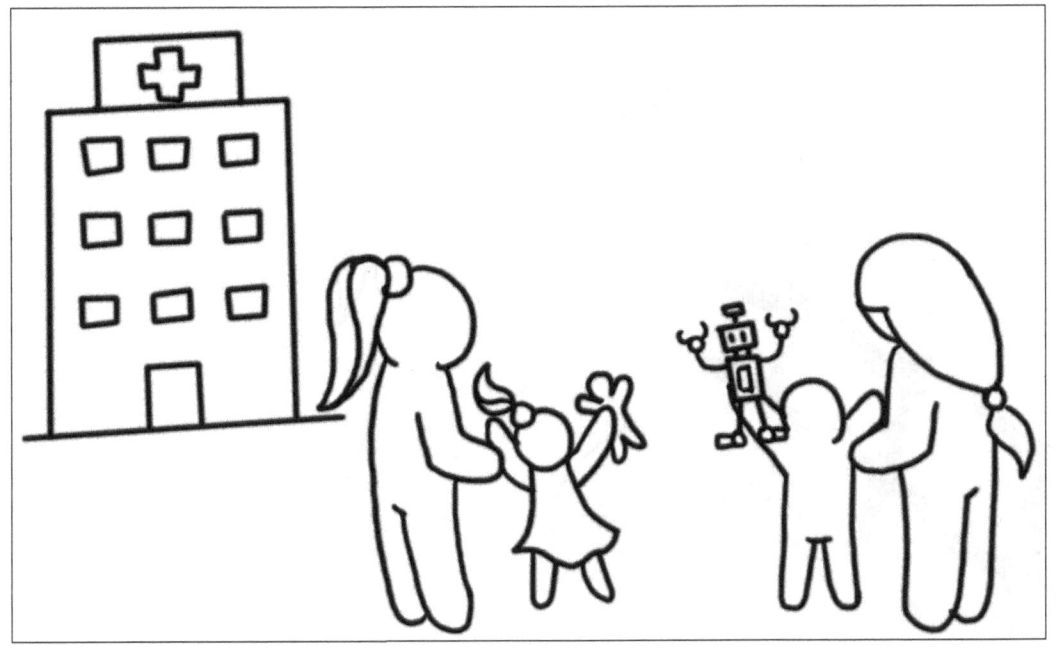

그림 29. 평간잠양약

123

(16) 개규약(開竅藥)

① 정의: 정신이 혼미한 상태를 깨게 하는(醒神) 약물로, 대체로 신향(辛香)하여 주행하는(走竄) 성질이 있다.

: 사향(麝香), 빙편(冰片), 석창포(石菖蒲), 소합향(蘇合香), 안식향(安息香), 섬수(蟾酥), 장뇌(樟腦)

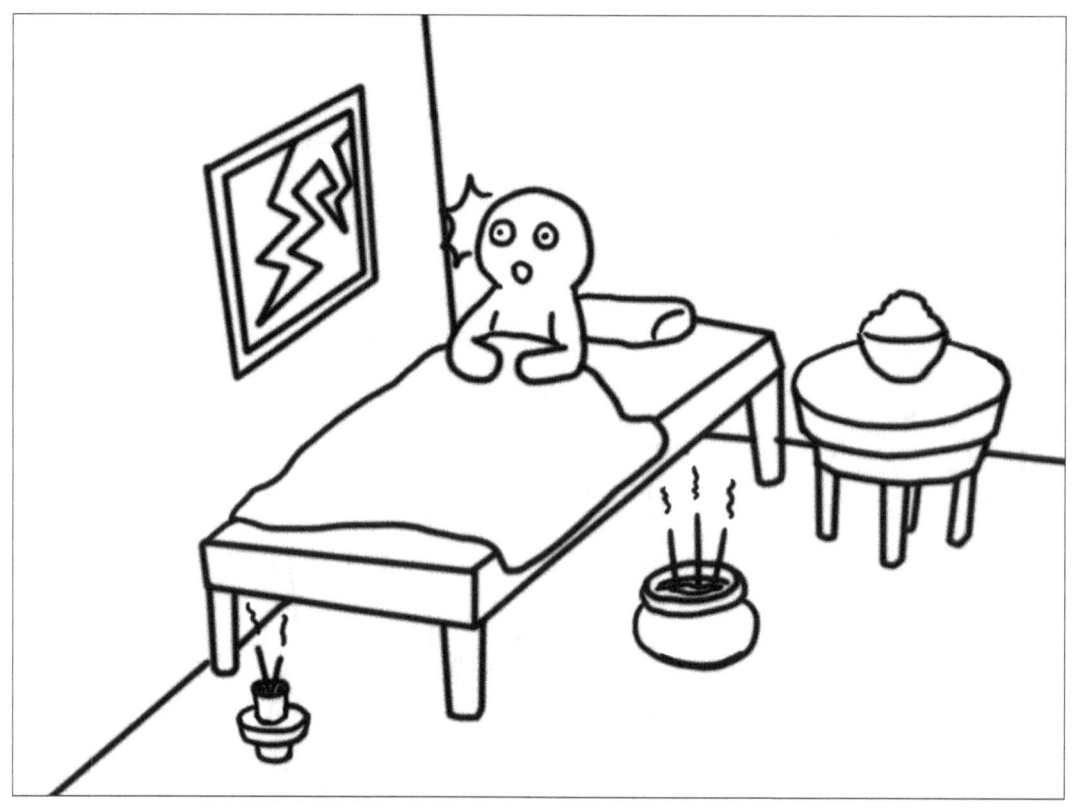

그림 30. 개규약

(17) 용토약(湧吐藥)

① 정의: 구토(嘔吐)를 촉진하는 약물. 소화기관에 정체된 독물(毒物), 숙식(宿食)등을 배출하는데 사용한다.

: 과체(瓜蒂), 상산(常山), 담반(膽礬), 여로(藜蘆)

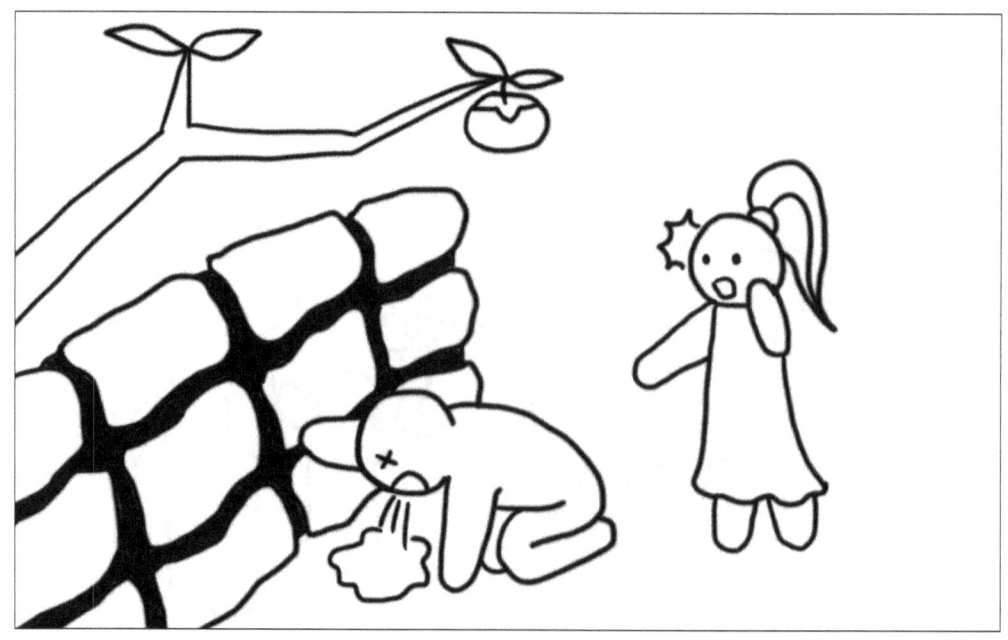

그림 31. 용토약

(18) 보익약(補益藥)
① 정의: 정기(正氣)를 도와 허약 증상을 개선하고 건강 회복을 촉진하는 약물.
② 종류: 보기약(補氣藥), 보양약(補陽藥), 보혈약(補血藥), 보음약(補陰藥)

㉠ 보기약(補氣藥)
: 인삼(人蔘), 당삼(黨參), 황기(黃芪), 백출(白朮), 산약(山藥), 백편두(白扁豆), 감초(甘草), 대조(大棗), 봉밀(蜂蜜)

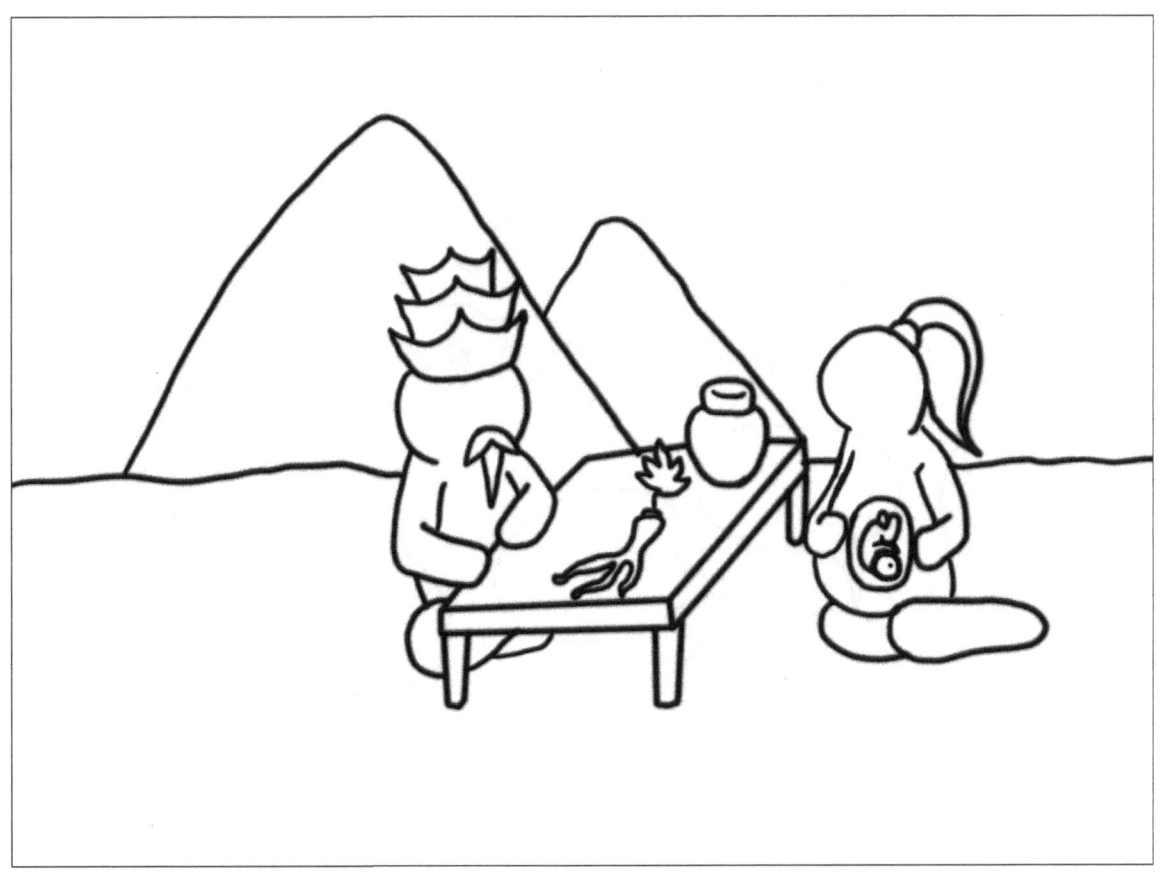

그림 32. 보기약

ⓛ 보양약(補陽藥)

: 녹용(鹿茸), 녹각(鹿角), 녹각교(鹿角膠), 녹각상(鹿角霜), 파극천(巴戟天), 육종용(肉蓯蓉), 선모(仙茅), 음양곽(淫羊藿), 호로파(胡蘆巴), 두충(杜仲), 속단(續斷), 보골지(補骨脂), 구척(狗脊), 익지인(益智仁), 골쇄보(骨碎補), 동충하초(冬蟲夏草), 합개(蛤蚧), 호도육(胡桃肉), 자하거(紫何車), 토사자(菟絲子), 사원자(沙苑子), 쇄양(鎖陽), 구자(韭子), 양기석(陽起石), 해구신(海狗腎), 해마(海馬), 사상자(蛇床子)

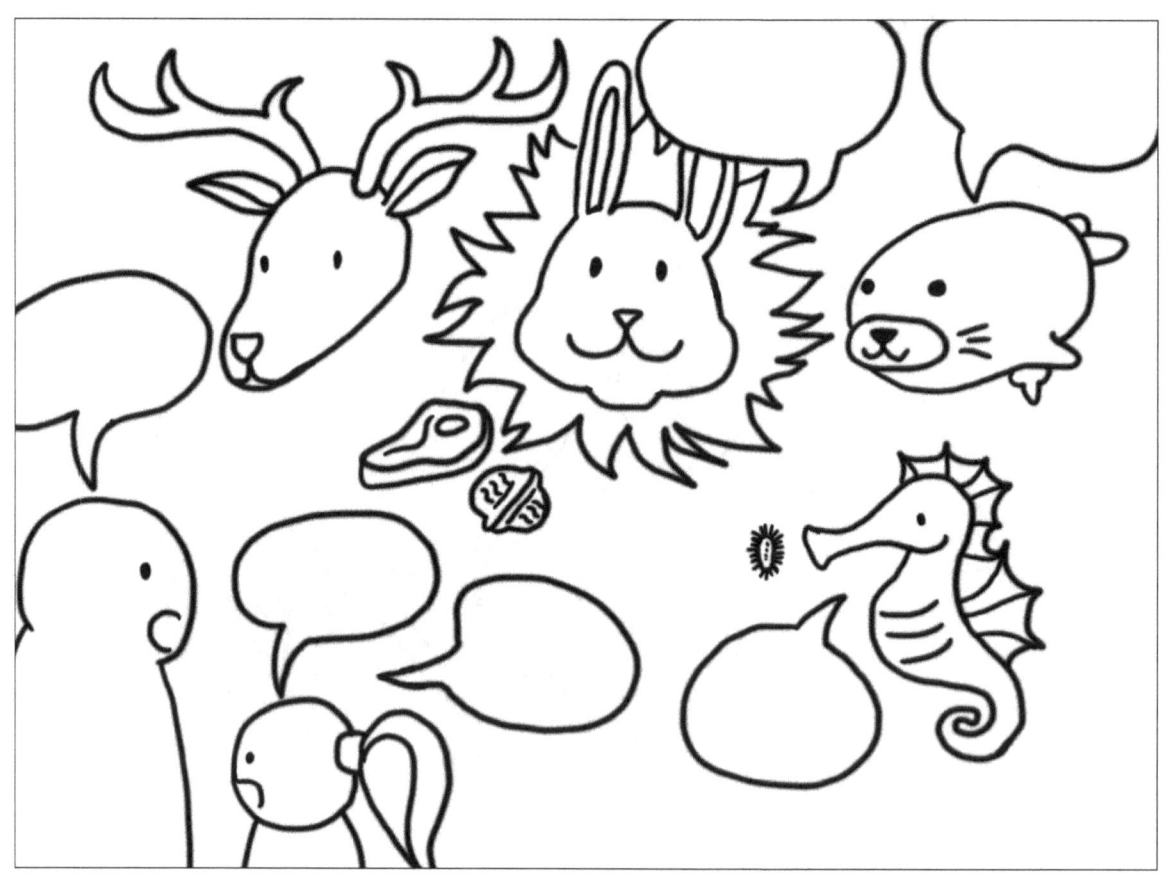

그림 33. 보양약

ⓒ 보혈약(補血藥)

: 당귀(當歸), 숙지황(熟地黃), 백작약(白芍藥), 적하수오(赤何首烏), 아교(阿膠), 용안육(龍眼肉)

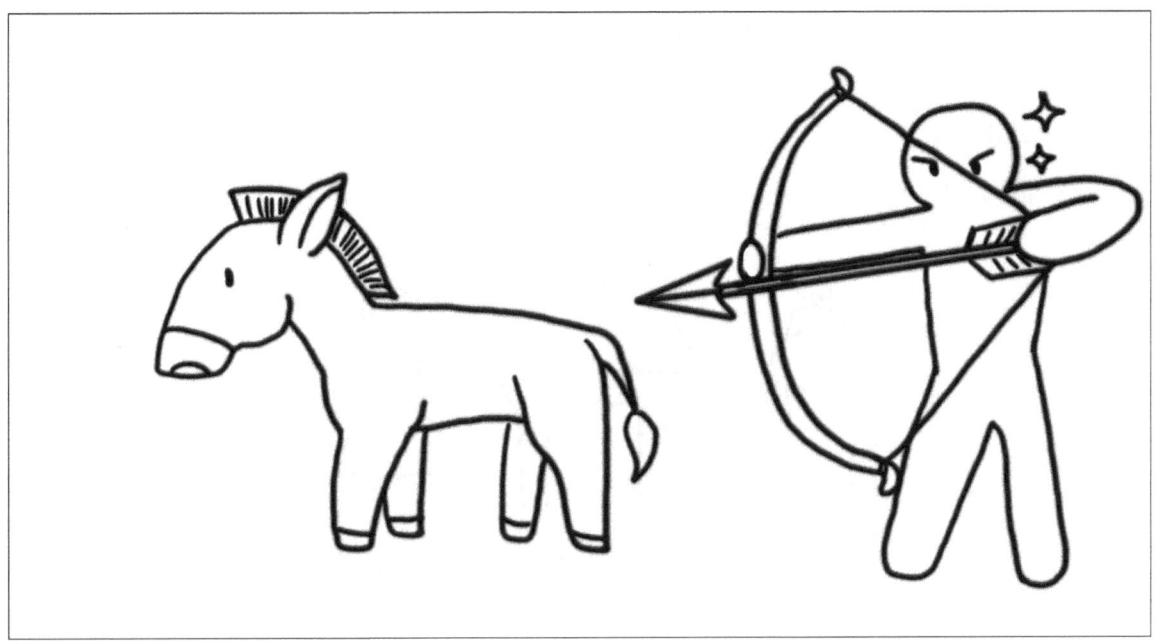

그림 34. 보혈약

ⓓ 보음약(補陰藥)

: 사삼(沙參), 맥문동(麥門冬), 천문동(天門冬), 석곡(石斛), 옥죽(玉竹), 황정(黃精), 백합(百合), 구기자(枸杞子), 상심자(桑椹子), 한련초(旱蓮草), 여정자(女貞子), 구판(龜板), 별갑(鱉甲), 흑지마(黑芝麻), 저실자(楮實子)

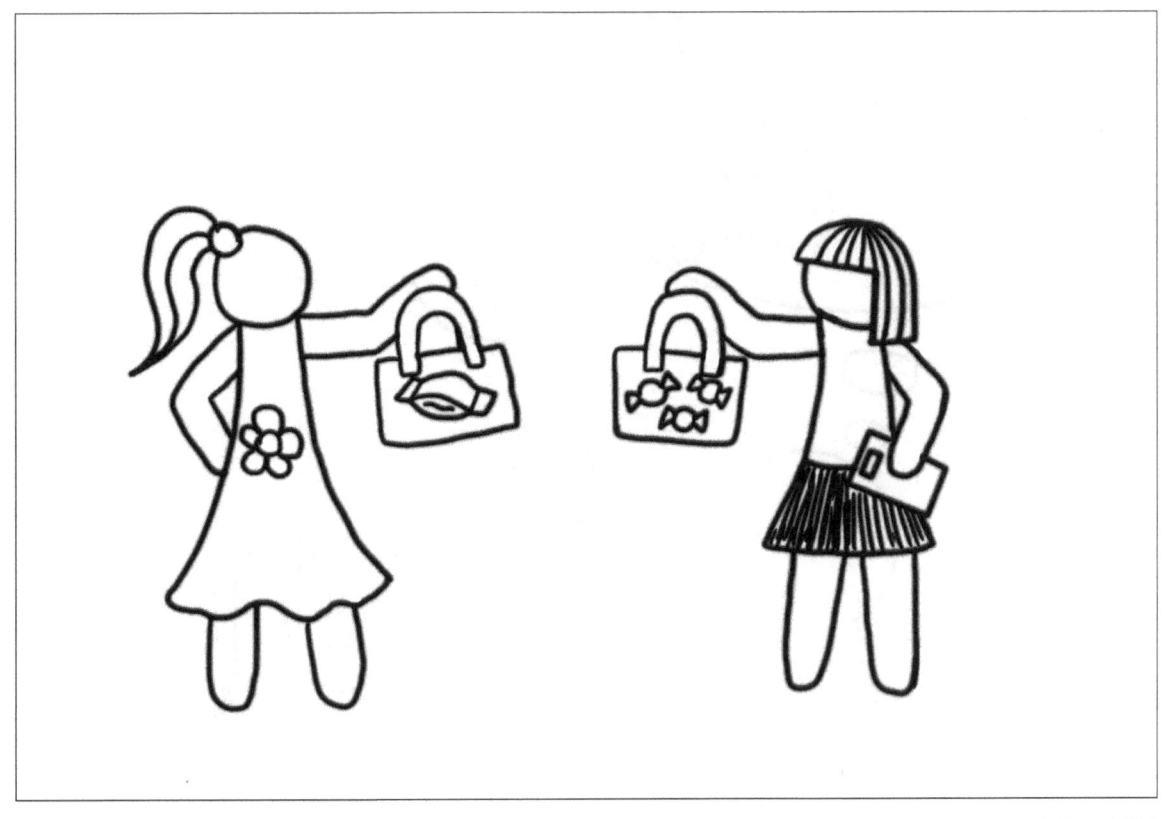

그림 35. 보음약

(19) 수삽약(收澁藥)

① 정의: 수렴고삽(收斂固澁)하는 작용을 하여 각종 활탈불금(滑脫不禁)한 증후를 치료하는데 사용하는 약물.

② 종류: 지한약(止汗藥), 지사약(止瀉藥), 삽정축뇨지대약(澁精縮尿止帶藥)

㉠ 지한약(止汗藥)

: 부소맥(浮小麥), 마황근(麻黃根), 나도근(糯稻根)

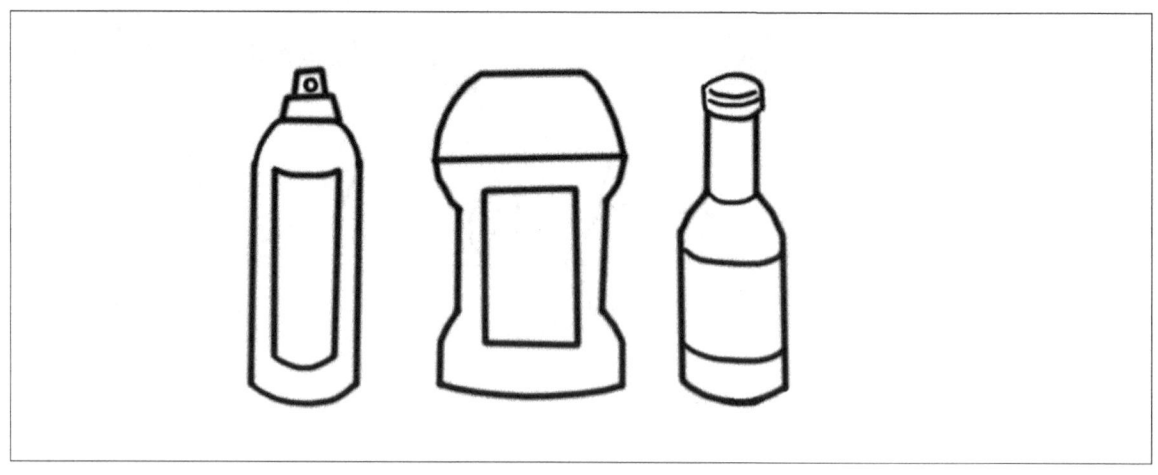

그림 36. 지한약

㉡ 지사약(止瀉藥)

: 가자(訶子), 육두구(肉豆蔲), 적석지(赤石脂), 오매(烏梅), 앵속각(罌粟殼), 우여량(禹餘糧), 석류피(石榴皮), 춘피(椿皮), 지혈(止血), 오배자(五倍子)

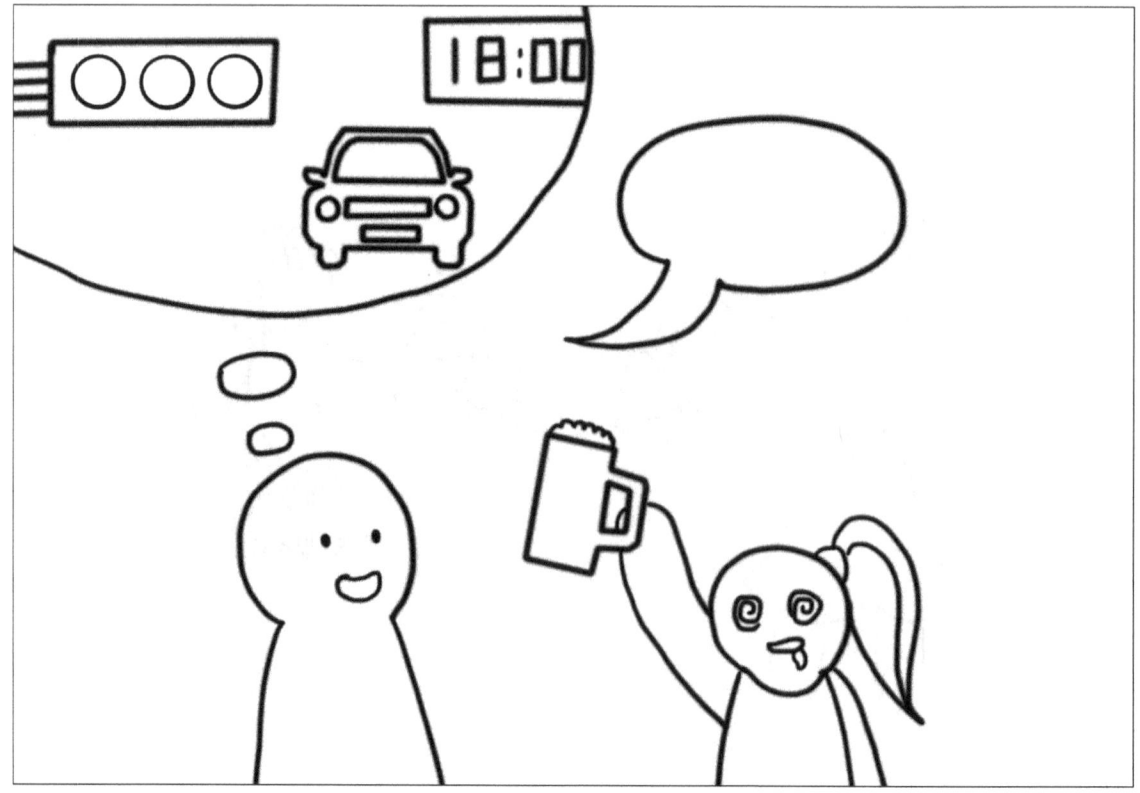

그림 37. 지사약

ⓒ 삽정축뇨지대약(澁精縮尿止帶藥)
 : 오미자(五味子), 연자육(蓮子肉), 검실(芡實), 산수유(山茱萸), 금앵자(金櫻子), 상표초(桑螵蛸), 복분자(覆盆子), 해표초(海螵蛸), 백반(白礬)

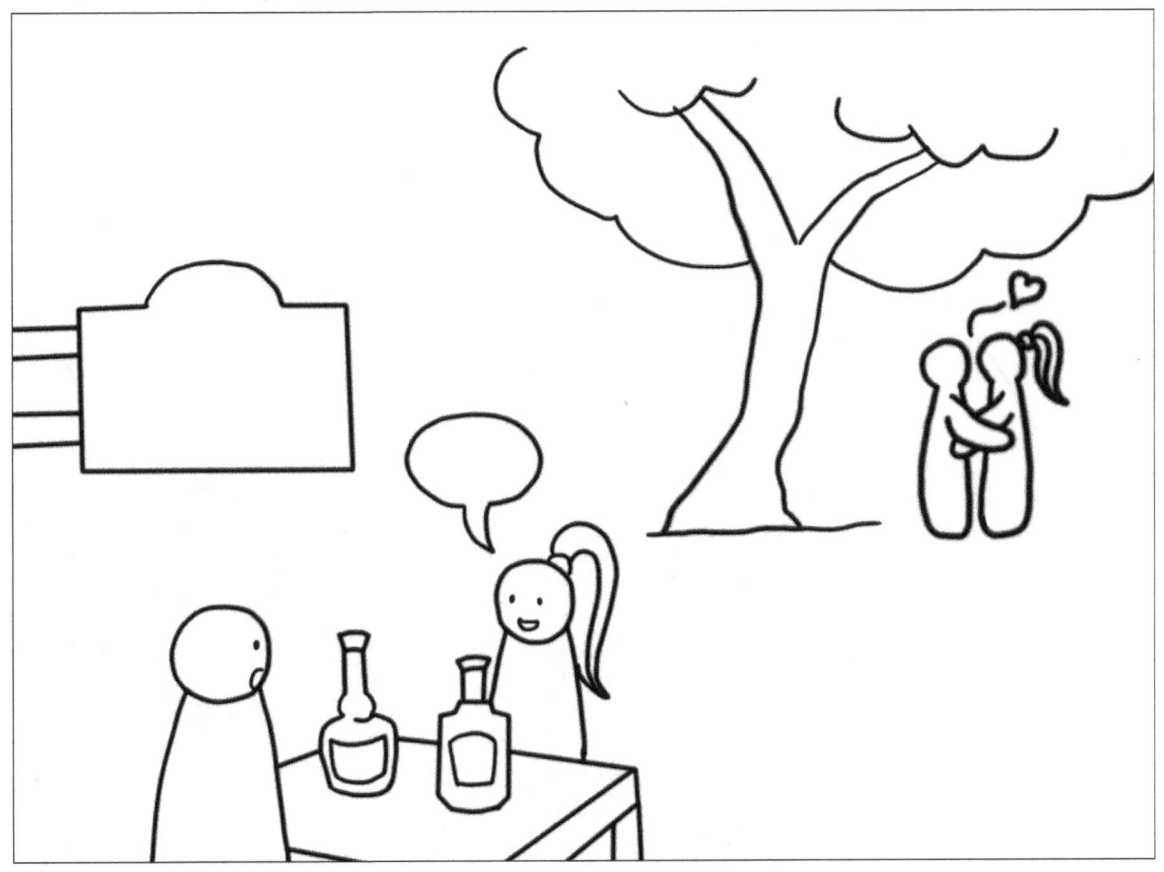

그림 38. 삽정축뇨지대약

(20) 외용약(外用藥)
① 정의: 외용약물로 해독소종(解毒消腫), 배농(排膿), 생기렴창(生肌斂瘡), 살충지양(殺蟲止痒) 등의 작용을 한다.
: 유황(硫黃), 비석(砒石), 웅황(雄黃), 경분(輕粉), 연단(鉛丹), 노감석(爐甘石), 붕사(硼砂), 반모(斑蝥), 노봉방(露蜂房), 대풍자(大風子), 목근피(木槿皮)

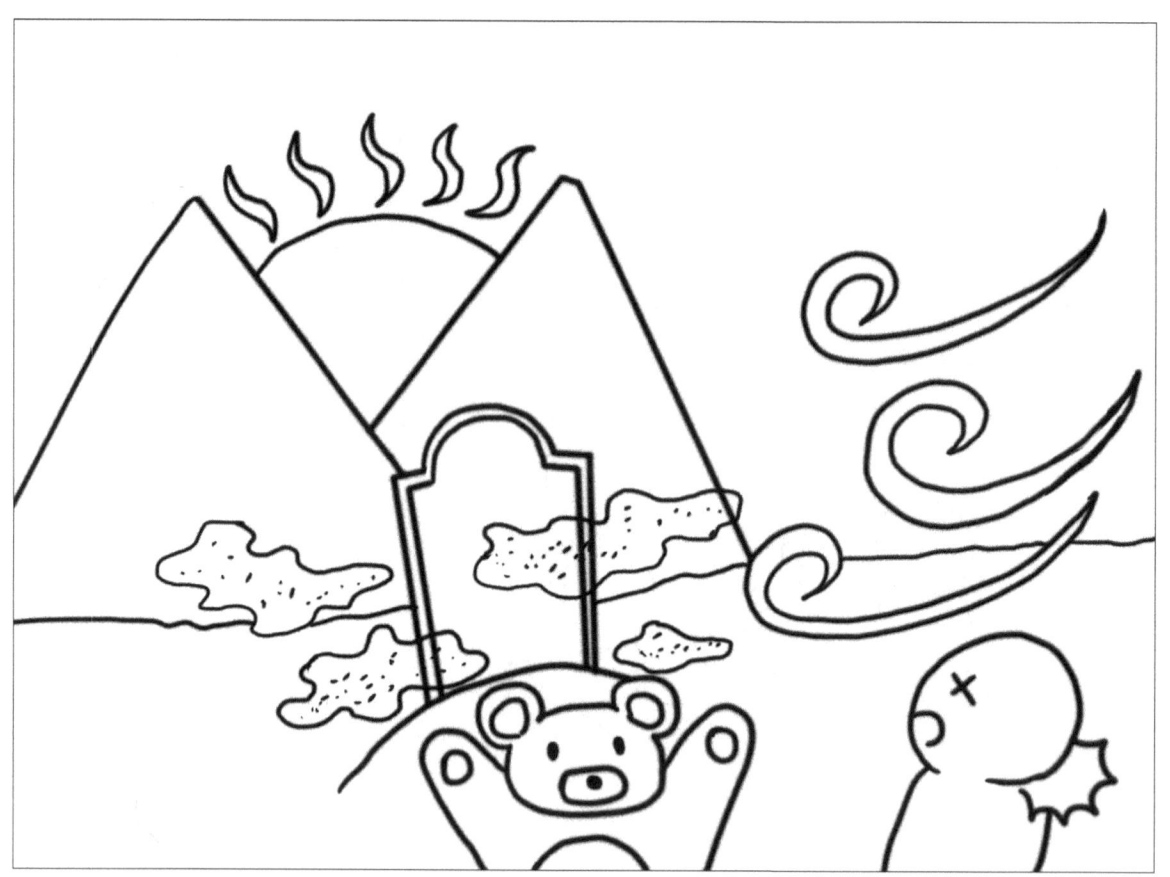

그림 39. 외용약

문 영

[약 력]
- 우석대학교 한의과대학
- 고려대학교 학사 졸업
- 서울대학교 석사 졸업

- 대한통합방제한의학회 학술위원
- 현) 동제편입학원 한의학 전담교수